백세 노인이 전해준 건강관리 노트

99세까지 팔팔하게

9988
건강습관

1장 건강하게 사는 생활습관

2장 건강을 지키는 식사법

3장 활력을 유지하는 운동법

4장 젊게 사는 마음 건강법

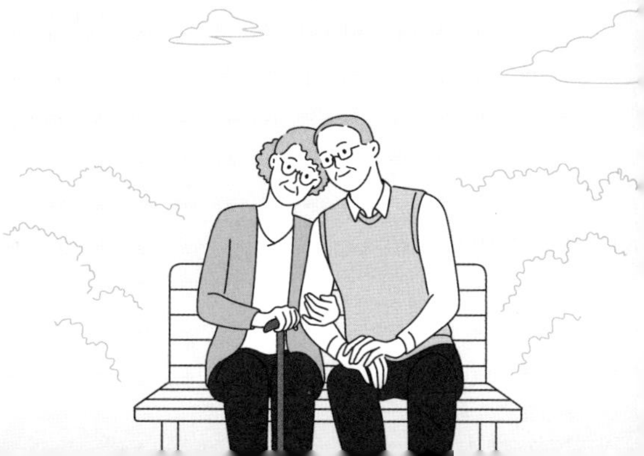

우리나라도 '백세시대'에 접어들었습니다. 2023년 현재 1백 세를 넘는 '백세 인구' 8천 명, 65세 이상의 노인 인구 1천만 명에 이르렀습니다. 한국인의 기대수명은 83.6세로 이미 OECD 평균을 넘어섰습니다.

'건강 장수'는 전통적인 축복의 개념입니다. 일단 수명에 있어서는 한국인들이 대단한 축복을 이미 누리고 있는 셈이지요. 문제는 건강입니다. 단지 오래 사는 데 그치지 않고, 그 장수의 축복이 행복한 삶으로 이어지느냐 하는 것이 과제입니다. 여기에 첫 번째 조건이 건강입니다.

이 책은 어떻게 하면 좀 더 건강하게 살 수 있을까를 고민하는 장수시대 한국인들에게 도움이 될 만한 건강생활의 정보들을 담고 있습니다. 몸의 건강을 위한 운동법과 식생활에 대한 정보들을 모았고, 정신적 건강에 도움이 될 수 있는 마음 건강법과 건강관리에 유익한 생활습관에 대한 조언들도 모았습니다.

건강을 위해서는 첫째 '건강습관'을 몸에 익혀야 합니다. 일상적인 습관이 몸과 마음의 건강에 유리한 쪽으로 맞춰져 있으면, 그 위에 특별한 비법을 쓰지 않더라도 몸은 대체로 건전한 상태를 유지할 수 있고 노화는 억제됩니다.

둘째 건강에 유리한 식생활을 유지해야 합니다. '음식이 곧 약'이라는 생각은 고대 그리스의 히포크라테스를 비롯하여 동서양의 전설적 명의들로부터 전해온 고전적 관념입니다. 이와 함께 종족마다 건강에 도움 되는 식품과 음료들을 개발하고 전수해 왔으며, 이제 전 세계가 이러한 전통기술과 식품에 대한 지식을 공유하는 시대가 되었습니다.

셋째는 적극적인 운동입니다. 기본적으로는 뛰고 걷고 일하는 일상 활동 자체가 운동입니다. 그러나 신체 건강에 초점을 맞추고 점검해보면, 일상적인 활동은 대개 어떤 부분은 편중돼있고, 어떤 부분은 결핍이 있기 마련입니다. 건강 장수를 위해서는 몸의 각 부위가 기능을 고르게 잘 유지할 수 있어야 하므로, 나에게 부족한 활동은 채우고 과도한 부분은 보완할 수 있도록 '운동을 위한 운동' 전략이 필요합니다.

넷째로 정신적 스트레스를 관리해야 합니다. 의학적으로도 스트레스는 만병의 근원임이 밝혀져 있습니다. 스트레스 관리를 위해서는 휴식이 필요하며 정신적 수양도 필요합니다. 감정을 컨트롤할 수 있는 기술도 터득해야 할 것입니다.

이 네 가지 측면에 도움이 될 수 있는 정보들을 이 책은 4개의 장으로 나누어 다루었습니다.

오래전 신문기자로서 건강 의약 분야를 담당한 이래 건강정보는 나의 주 관심사의 하나입니다. 신문사를 떠난 이후에도 여러 권의 건강 정보서들을 기획하거나 집필하면서, 의사나 건강 관련 전문가들과 접촉을 이어왔습니다.

10년 전에는 식품공학 박사이자 건강전문가로 유명하신 유태종 교수님과 인연을 맺었습니다.

"무조건 오래 살기만 할 게 아니라 99세까지 팔팔하게 살다가, 하루 이틀 누웠다 갈 수 있으면 이상적이지 않겠나?"

박사님은 당시에 유행하던 '9988'이란 개념을 추천하셨습니다. 여기에 착안하여 〈9988 건강습관〉 출판을 기획하였고, 나는 당시 집필자로 참여하여 박사님이 보내주신 기사스크랩 자료들과 당신의 하루 일과표를 비롯한 인터뷰 내용, 여기에 그동안 신문사 건강면 담당 기자로 모아온 건강정보 자료들을 취합하여 원고를 작성하였습니다. 이것이 리스컴의 〈9988 건강습관〉이라는 책으로 나왔습니다.

과연 박사님은 99세를 넘기시고 당당히 백세인이 되셨습니다. 자신의 건강 장수를 통해 이 건강정보들의 진실성과 효용을 입증하신 셈입니다.

책 발행 후 10년이 지나, 출판사는 최신 정보들로 내용을 업그레이드한 새 건강서를 기획하게 되었습니다.

보편적 진실은 불변입니다. 그래서 기존 〈9988 건강습관〉의 틀과 내용을 대체로 유지하는 것을 전제로, 너무 진부해진 것은 빼고 새로운 정보를 더하는 방식으로 새 책을 내게 되었습니다. 예컨대 요즘 건강관리법의 대세인 맨발 걷기(Earthing)라든가 코로나-19 이후의 면역전략, 혼자서도 잘 사는 기술, 힘이 덜 드는 중노년의 운동법 같은 내용들이 추가되었습니다. 주로 노년의 건강관리가 당면과제인 50~80세 사이의 독자들을 염두에 둔 내용들입니다.

중요한 것은 이론보다 실천입니다. 이 책을 읽는 독자들과 독자들의 가족 친지들까지, 건강습관을 외우고 실천하면서 모두들 진정한 건강 장수의 축복을 누릴 수 있기를 기원합니다.

지은이 정해용

1장

건강하게 사는 생활습관

01

일찍 일어나는 새가 건강을 얻는다

'일찍 일어나는 새가 먹이를 얻는다.'
오래된 속담에는 깊은 진리가 담겨있다. 건강도 마찬가지다. 옛날의 고상한 수도자들부터 오늘날의 뛰어난 스포츠맨, 창작자에 이르기까지, 그들 대다수는 해뜨기 직전부터 일어나 이른 아침 시간을 가장 중요한 수련시간으로 활용했다. 왜일까.

아침은 잠자는 동안 쉬고 있던 뇌와 신체가 깨어나는 시간이다. 아침에는 두뇌 회전이 빠르고 컨디션이 가장 좋다. 우선 밤의 휴식을 취하고 난 직후이기 때문에 뇌파가 가장 안정되어 있다. 소음들은 잠들어 있고, 부지런한 새소리만이 청량하게 들려와 뇌를 조용히 자극한다. 자연히 집중력이 높아져 기억력과 뇌의 정보처리 능력이 가장 높아지는 시간이다.

충족감과 자신감을 일으키는 도파민 호르몬도 아침 시간에 가장 활발하게 분비된다. 이 호르몬 때문에 의욕과 활력이 솟아나고 면역계가 강화된다. 평생의 건강 원칙으로 아침 시간 활용법을 알아보자.

매일 같은 시각에 일어난다

몇 시에 잠자리에 들었건 간에 가능하면 매일 같은 시각에 일어나는 것이 좋다. 매일 같은 패턴으로 생활하면 뇌 시상하부에 있는 생체시계가 매일 같은 스케줄로 움직이는 데 익숙해져 바이오리듬이 안정된다. 일어날 시간에 몸이 알아서 깨어나면 좀 더 맑은 정신으로 하루를 시작할 수 있다.

알람시계가 울리면 바로 일어난다

알람시계를 사용할 때는 처음 소리가 날 때 일어나는 게 좋다. 좀 더 자려고 눈을 다시 감는다 해도, 알람이 몇 분 뒤 다시 울릴 것을 뇌가 알고 있기 때문에 어차피 깊은 잠을 더 잘 수는 없다.

일어나자마자 불을 켜고 창문을 연다

새들이 아침에 일찍 일어나는 것은 여명의 빛을 감지하여 호르몬에 변화가 생기기 때문이다. 대다수 생물에게는 같은 생리기능이 있다. 어두울 때는 멜라토닌이 생성되어 깊은 잠에 빠지게 하는 반면, 빛이 인식되면 자동으로 멜라토닌은 중단되고 대신 도파민이 솟아나 기분 좋은 하루를 준비할 수 있게 한다. 요즘은 잠을 깊이 자기 위해 창문에 차광막을 사용하는 사람들이 많은데, 기분 좋게 깨어나기 위해서는 커튼과 창문부터 열어 어둠을 몰아내야 한다.

아침에 창문을 활짝 열면 밤새 이산화탄소로 가득해진 공기가 신선한 공기로 바뀌어 정신도 빨리 든다. 다만 눈비가 오거나 바람이 차고 심하게 부는 날은 갑자기 너무 자극적인 변화가 일어나지 않도록 환기 시간과 유입량 등을 조정할 필요가 있다.

기지개를 켠다

기지개는 잠잘 때의 몸 상태를 깨어있는 상태로 변환하는 운동이다. 아침에 가벼운 스트레칭을 하면 근육을 통한 자극이 뇌에 전해져 뇌가 깨어날 시간을 인지한다. 일어나서 곧바로 침대를 벗어날 수 있으면 좋지만, 바로 정신이 들지 않을 때는 침대에 누운 채로 10분 이내의 스트레칭을 하면서 기운을 차려 일어나도록 한다. 요즘은 침대에서 일어나기 전에 누운 자세로 시작하는 스트레칭 운동도 있다.

아침 햇빛을 마중한다

문밖으로 나가거나 열린 창문을 통해 아침 햇볕을 직접 쬐는 것이 좋다. 밖으로 나가면 빛과 함께 맑은 공기도 최대한 흡입할 수 있어 머릿속까지 환기되는 것을 느낄 수 있을 것이다.

만약 이른 아침이라면 아직 붉은 빛이 도는 노을을 발견할 수 있다. 저녁노을과 달리 어둠에서 시작해 100%의 빛으로 향하는 아침노을 빛은 사람의 눈에 시각 자극을 보내 뇌 시상하부의 생체시계가 깨어나도록 신호를 보낸다. 이 신호를 받은 뇌는 몸 전체의 조직과 세포들에게 기상 신호를 보내 인체 생리 시스템이 정상 작동하도록 명령한다. 특히 적외선과 원적외선이 가득한 아침노을은 인체에 비타민 같은 영양제로 작용한다.

밝고 선명한 빛깔의 효과

사진작가들이 야외촬영을 할 때는 전날 밤이나 새벽 일찍부터 길을 나선다. 아침 이른 시간에 촬영 장소에 도착해야 빛깔이 선명한 사진을 얻을 수 있기 때문이다. 아침부터 오전 11시 이전까지의 햇빛은 각 스펙트럼의 작용이 가장 또렷함을 알 수 있다. 밝고 선명한 아침 햇빛은 '행동 호르몬'인 아드레날린의 분비를 자극해 잠을 쫓는 데 도움이 된다. 아침 식탁에 색감이 밝은 채소 등의 음식들이 올라오면 식욕도 상승한다. 아침에 활짝 핀 꽃들도 시각 자극에 가세한다. 미국 하버드대 낸시 에코프 박사는 '아침에 눈을 떠서 활짝 핀 꽃 한 다발을 보는 여성은 하루 종일 에너지가 넘친다'는 연구결과를 발표하기도 했다.

아침 운동과 샤워

맑은 공기 속에서 걷거나 뛰는 운동으로 하루를 시작한다. 일정한 속도로 20여 분 조깅이나 걷기를 하면 뇌에서 베타 엔도르핀과 도파민이 분비되고, 40분 후에는 긴장을 풀어주는 세로토닌 호르몬이 분비된다. 아침의 샤워는 뇌의 컨디션을 한층 높여준다. 샤워기에서 뿜어 나오는 물이 장애물에 부딪힐 때 공기 중에 음이온이 발생한다. 샤워하면서 호흡을 통해 음이온을 마시게 돼 기분이 상쾌해진다.

시원한 물 한 잔

밤새 소모된 수분을 공급하고 찬물이 위와 장을 자극하는 효과가 있다. 이후에 아침 식사를 하면 소화가 잘되고 배변도 부드러워진다.

아침밥을 꼭 먹는다

아침 식사는 밥이나 빵 등 탄수화물을 기본으로 5대 영양소를 고루 섭취한다. 뭔가를 씹는 동안 치아와 잇몸은 물론 뇌가 자극되어 머리도 맑아진다.

02

몸에 익히면 좋은 건강 원칙 9가지

운동은 하지 않으면서 건강관리를 한다고 보양식이나 보약만 달고 사는 건 좋은 습관이 아니다. 멀쩡한 사람이 몸에 좋다는 것만 찾으면서 건강 걱정을 한다면 주위 사람들마저 피곤해지지 않을까. 건강을 관리한다기보다는 걱정을 관리하고 사는 격이다.

'건강도 습관'이라는 말이 있다. 일상에서 지킬 수 있는 건강관리의 원칙들을 하나씩 몸에 길들여 습관을 만들도록 노력해보자. 영국 일간지 〈더 타임스〉가 소개한 '내 몸에 익숙해지면 좋은 건강관리 원칙' 9가지를 소개한다.

1 잠을 충분히 자라.

2 숲길을 걸어라.

3 음식은 조리시간과 과정을 줄여 영양 손실을 막아라.

4 마음을 편히 가져라.

5 담배를 끊어라.

6 해독용 음료를 끊어라.

7 헬스클럽에 등록하라.

8 치과 질환을 예방하라.

9 값비싼 슈퍼 푸드를 끊어라.

대개 익히 알고 있는 것들이지만 몇 가지는 역설적이란 느낌도 있다.

수면 부족은 몸을 쇠약하게 하는 가장 큰 원인이다. 몸의 면역기능이 약화되는 것은 물론이고 정신이 맑지 못하여 일상생활 중 사고나 실수의 위험도 커진다. 몸이 피곤해져 자신감이 떨어지기 때문에 성격이 소극적으로 될 수도 있고, 우울감과 불안감도 커진다.

숲속에서 시간을 보내는 것도 추천한다. 요즘 TV에서 인기 있는 〈나는 자연인이다〉와 같은 프로그램을 보면 중증의 난치질환에 걸렸다가 건강을 회복했다는 사람들을 종종 만날 수 있다. 그들은 대개 숲속이나 바다 주변에 살고 있다. 숲속은 걷는 것뿐 아니라 얼마 동안 앉아있기만 해도 이롭다. 맑은 공기와 풍부한 산소, 피톤치드 같은 물질이 몸의 컨디션을 회복시키고 마음의 기운까지 북돋워준다.

조리시간을 줄이라는 말은 되도록 가공단계를 줄이고 과정을 단순화하라는 뜻이다. 재료의 영양소가 파괴되지 않고 아삭한 식감도 유지할 수 있어 일석이조다. 채소류를 익힐 때는 끓는 물에 살짝 담갔다가 바로 꺼내는 정도로 하거나, 물에 삶기보다는 찌는 방법이 더 좋다.

03

수면시간은 양보하지 말라

사람이 잠을 자는 시간은 대개 하루 24시간 중 4분의 1이 넘는다. 사람의 뇌는 대개 이 정도 휴식을 취해야 정상적인 리듬을 유지할 수 있고 일정 수준 이상의 효율도 유지된다. 시급하고 중요한 일 때문에 일시적으로 잠을 줄여야 할 때도 있다. 이럴 때라도 며칠에 한 번쯤은 밀린 잠을 푹 자거나 낮에 토막잠을 자는 등으로 부족한 잠을 보충해야 한다.

잠을 잘 자야 건강하다

건강한 사람은 잠을 깊게 자고, 깊게 잘 자는 사람은 몸이 건강하다. 잠을 충분히 못 자면 기억기능이 약화된다. 스트레스 호르몬인 코르티솔의 분비가 증가해 면역체계가 약화되며, 낮 활동시간에 주의력이 떨어져 실수나 사고를 당할 위험도 높아진다. 감정 조절 능력이 저하되고, 몸속의 포도당 처리 능력이 약화돼 비만 가능성도 높아진다. 성장과 젊음에 관여하는 멜라토닌은 빛이 잘 차단되고 깊이 잠든 시간대에 분비된다.

수면 중에도 뇌는 일한다

최근 연구자들은 잠자는 동안에도 뇌세포는 여전히 활발히 활동한다는 '연결강화이론'을 내놓고 있다. 사람이 잠자는 동안 뇌는 뇌세포 사이의 새로운 연결을 강화하는데, 이는 낮 활동 중에 얻은 새로운 경험과 지식의 정보들을 의미 있는 데이터로 만들어 저장(기억)하는 작업을 의미한다. 이 작업이 잘 이루어져야 저장된 정보들이 정확하게 기억되고 또 논리적인 연결망을 잘 구성하여, 나중에 쓸모 있는 기억으로 활용될 수 있다.

하루 8시간이 평균, 개인차 존재

이상적인 수면시간은 나이, 건강상태, 생활환경, 계절 등에 따라 차이가 있다. 신생아들은 하루 14~17시간까지 잔다. 취학 전 연령까지는 최소 10시간 이상을 자야 좋은데, 청년기 이후에는 7~9시간 사이로 정착된다. 미국 수면재단의 전문가들이 제시한 기준이다. 노년에는 한 시간 정도 줄어들지만 어떤 연령대에서도 7시간 미만은 권장되지 않는다. 호르몬의 급격한 변화를 겪는 임신 초기의 여성은 대개 낮잠을 포함해 1~2시간 정도 더 자게 된다.

나폴레옹이나 에디슨은 하루 3~4시간밖에 안 자고도 성공했다고 알려져 있다. 그게 사실이라면 오히려 그들의 성격이 유난히 예민하고 괴팍했던 이유가 설명될 뿐이다. 에디슨도 일과 중 수시로 머리에 종이봉지나 상자를 뒤집어쓰고 누워 부족한 잠을 보충했다고 한다. 현대 IT 업계의 리더들인 마이크로소프트사의 빌 게이츠나 아마존의 제프 베이조스, 애플의 팀 쿡, 페이스북의 마크 주커버그 등이 모두 7~8시간의 수면을 고수하는 것으로 알려져 있다.

04

슬기로운 노년 생활을 위한 '세븐 업'

나이가 들면 사람들로부터, 사회로부터 서서히 소외되기 쉽다. 사회적 존재감을 잃지 않는 것은 정신적으로 늙지 않는 데 중요한 요소다.

노년기의 '슬기로운 사회생활'을 위해 알아두면 좋은 생활수칙을 일곱 가지로 정리한 글이 있다. 일명 '세븐 업(7-Up) 수칙'이다. 기억해두고 습관을 들이면 나이가 들어도 '사회적 현역'으로 살아가는 데 도움이 될 것이다.

1. 클린 업(Clean Up)! _ 청결을 유지하라

사회활동이 줄어들면 아무래도 용모 관리에 소홀해지기 쉽다. 청소나 세탁을 자주 하지 않으면 땀과 불순물 등으로 냄새가 날 수 있다. 평소 세면, 양치, 면도, 목욕 등을 꼬박꼬박 해서 몸을 청결하게 하고 집 안 청소와 환기도 빼먹지 않도록 한다. 집안이나 몸에 냄새가 심하게 배어있으면 손주들의 방문도 줄어든다.

주기적으로 청소하고 특히 필요 없는 물건은 내다 버릴 줄도 알아야 한다. 사용하진 않지만 너무 멀쩡해서 버리지 못하는 물건들은 쌓아둬 봤자 유산(?)도 되지 못하고 골동품이 되지도 못한다. 본의 아니게 남들에게 욕심이 많아 보일 수도 있다. 필요한 사람에게 선물하거나 '당근' 마켓 등을 이용해 처리해버리자. 집을 치우며 생색도 낼 수 있으면 일석이조다.

2. 드레스 업(Dress Up)! _ 옷은 단정하게 입어라

젊어서는 아무 옷이나 입어도 얼굴에서 빛이 나지만, 나이가 들수록 옷의 '날개 효과'는 중요해진다. 값비싼 옷과 장신구로 사치스럽게 보일 필요까지는 없으나, 남을 만나거나 외출할 때는 최소한 깨끗하고 단정히 입도록 한다. 남을 성의껏 대할수록 나도 존중받을 수 있다.

3. 셧 업(Shut Up)! _ 말을 줄이고 듣기를 많이 해라

말을 많이 하다 보면 본의 아니게 훈계가 되기 쉽다. 내게는 소중한 경험담일지 모르나 젊은 사람들은 대개 케케묵은 잔소리쯤으로 여긴다. 먼저 조언을 구하는 경우가 아니라면 말을 아끼는 게 낫다. 그저 많이 들어주고, 짧은 말로 칭찬과 격려를 해주는 정도가 좋을 것이다.

밝게 보이기 위해 던지는 농담도 젊은 사람들 앞에서는 자제하는 것이 좋다. 놀랍게도 요즘 젊은 세대는 농담에 익숙하지 않고 문학적인 비유법에도 매우 서툴다. TV에서 코미디 프로가 사라진 데에는 다 시대적 이유가 있는 것이다.

특히 입장이 같지 않다면 절대 꺼내지 말아야 할 화제 두 가지가 있다. 종교와 정치 이야기는 대다수 모임은 물론 가족 모임에서조차 금기다. 말을 한 번 잘못 꺼내면 화기애애하던 자리나 관계도 싸늘해질 수 있다.

4. 쇼 업(Show Up)! _ 초청을 받으면 되도록 참석한다

집 안에만 틀어박혀 있으면 육체적 · 정신적으로 건강에 좋지 않다. 가족 행사, 동창회, 향우회, 직장 OB 모임, 동호회, 뭐든지 초청이 오는 곳이면 되도록 참석하는 것이 자신을 위해서도 좋다. 인터넷을 통해 알게 된 새로운 사람들과의 낯선 모임에 참석해 남녀노소와 어울리는 것도 정신을 젊게 유지하는 데 도움이 된다. 평소 이런 자리에서 보여줄 만한 자신만의 장기(악기 연주나 노래, 춤 등 퍼포먼스)를 하나쯤 연마해둔다면 다양한 모임에서 환영받게 된다. 모임 진행을 위해 묵묵히 자원봉사하는 사람들도 어느 모임에서나 환영받는다.

그러나 모임이 너무 많으면 스스로도 지치고, 자주 보는 사람들에게 좀 지루한 대상이 될 수도 있다. 가끔은 스스로의 위치와 역할을 점검해볼 필요도 있다.

5. 치어 업(Cheer Up)! _ 밝고 유쾌한 분위기를 유지하라

나이가 들면 그만큼의 지혜가 쌓이는 법. 여기에 미소를 더하면 일단 밝은 사람으로 보인다. 너무 튀지 않을 정도의 활달함과 너무 소란스럽지 않은 정도의 유머 감각을 겸비하면 이상적일 것이다.

6. 페이 업(Pay Up)! _ 최소한 자기 몫은 지불하라

나이가 들수록 '지갑은 열고 입은 닫으라'는 말도 있다. 초청자가 '무료'라고 미리 공지하지 않은 한, 참석자들은 당연히 정해진 회비 또는 비용의

n분의 1을 지불할 준비가 되어 있어야 한다. 대개는 정액 회비가 미리 고지된다. 회비 외에 집에 있는 와인 한 병이라도 가져와 보태는 사람, 전체 회비가 비용보다 부족할 때 얼마라도 찬조금을 보태는 사람은 당연히 환영을 받는다.

7. 기브 업(Give Up)! _ 안 되는 일은 미련 두지 말고 포기하라

걱정거리가 많은 사람과 대화하는 것은 누구에게나 피곤한 일이다. 너무 많은 걱정을 끌어안고 살지 말자. 살다 보면 걱정거리는 항상 있기 마련. 정말 걱정을 해야 할 때도 있겠지만, 단지 걱정이 습관인 사람들도 적지 않다. 가볍게 살려면 포기할 줄도 알아야 한다.

05

젊음을 지켜주는 일상습관 9가지

'나이가 들어서도 젊은이처럼 건강하게 살고 싶다'는 목표를 세웠다면 그것을 어떻게 실현할 것인가 하는 구체적 전략과 전술도 필요하다. 효과적인 방법들을 찾았다면 이것을 일상습관으로 만들어 꾸준히 이행해야 한다. '구슬이 한 말이라도 꿰어야 보배'라는 말처럼, 아무리 좋은 방법이라도 꾸준한 습관으로 만들지 못하면 별 도움이 못 되기 때문이다.

그런 점에서 큰 무리 없이 지속할 수 있는 건강 루틴을 유지하는 것이 중요하다. 외국의 건강잡지에 소개되었던 '몸과 마음을 젊게 유지하기 위한 건강관리 10계'란 기사를 지금 우리 여건에 맞게 다듬어 보았다. 몸뿐 아니라 마음과 정신까지 젊게 유지할 구체적인 방법들이라 생각된다.

하루 10분의 명상

생각이 뇌를 다스리고 뇌는 온몸을 움직인다. '멍 때리기'나 명상은 어수선해진 생각들을 평정 상태로 되돌리는 가장 효과적인 방법이다. 특별한 요령을 배우지 않아도 된다. 잔잔한 연주 음악이나 새소리, 종소리 등 안정된 소리를 들으면서, 혹은 아무 소리도 없이 조용히 앉아 머릿속을 비운다. 최소 하루 10분 정도만 꾸준히 지속해도 두뇌가 빨리 늙지 않게 하는 효과가 있다. 종일 쉬지 않고 가동하는 기계보다 한두 번씩 주기적으로 쉬어주는 기계가 상대적으로 수명이 오래 유지되는 것과 비슷한 원리다.

자주 빨리 걷기

걷기는 가장 경제적이면서 효과적인 유산소운동이다. 가능하면 짧고 빠른 걸음걸이로 하루 30분 이상, 1주일에 5회 이상 걷도록 한다. 느린 속도와 빠른 속도를 적절히 배합하고 약간의 오르내림이 있는 코스를 걸으면 이상적이다. 순수하게 걷기만을 위한 시간을 따로 내기 어렵다면 일상생활 중 이동이 필요한 출퇴근 시간이나 정기적인 업무 출장 등의 시간을 이용해도 좋다.

좋은 물 제대로 마시기

인체 성분의 70% 정도는 수분이다. 몸속에 물이 부족하면 혈액이 걸쭉해지고, 피부는 건조되며, 몸속 노폐물을 걸러내는 체액의 기능도 떨어지게 된다. 깨끗한 물의 공급을 위해서 하루 2리터가량을 마시라는 권고가 있다. '3033 법칙'이라는 방법도 있는데, 30초 동안 물 3컵 마시기를 하루 3차례 반복하면 보약을 마시는 것과 같다고 한다. 정수기 물 가운데는 미네랄이 완전히 제거되어 전해질 효과나 영양 효과가 거의 없는 물이 꽤 많다. 이런 물을 화분에 줘보면 화초가 살아나지 못하고 시들기도 하는데, 이런 물보다는 수돗물로 끓인 보리차가 식수로 더 나을 수 있다.

많이 웃어라

웃음이 건강에 좋다는 것은 상식이다. 질병 치료 효과도 높다. 되도록 낙천적이고 긍정적 마인드를 가진 사람, 배려와 이해심이 많은 사람들과 어울리는 것도 웃을 기회를 늘릴 수 있는 하나의 방법이다.

수수한 옷을 자신 있게 입어라

제대로 갖춘 옷차림에 집착하는 것은 남의 눈을 많이 의식하기에 생기는 현상이다. 기성세대의 고정관념일 수도 있다. 하지만 요즘은 공무원이나 대기업에서도 근무복으로 넥타이 정장을 고수하지 않는다. 스포티하고 심플한 티셔츠나 청바지 같은 패션은 당신을 젊고 개성 있어 보이게 한다. 수수한 옷을 자신 있게 입을 때 남의 눈에도 당당해 보일 뿐 아니라 경제적 부담도 줄어들어, 옷에 대한 인식이 편안해질 수 있다.

자외선 노출을 피하라

자외선은 피부 노화의 가장 큰 원인이다. 피부가 강한 직사광선에 노출되는 것을 피해야 한다. 눈도 마찬가지다. 평균수명이 늘어나면서 예전보다 눈을 더 오래 사용하게 되었다. 햇볕이 강한 시간에 외출을 해야 한다면 선글라스나 챙 달린 모자를 이용해 눈을 보호하는 습관을 들이도록 한다.

피부는 촉촉하게

피부가 건조하면 잔주름이 늘어나고 각질이 일어나 더욱 늙어 보인다. 피부는 일광욕을 좋아하지만, 햇빛이 너무 강한 시간은 피하고 필요에 따라 자외선차단제를 바른다. 세면 후에는 스킨로션이나 밀크로션을 바른다.

눈과 귀는 넓게 열고 입은 적게 연다

가정에서 한 대뿐인 TV를 놓고 리모컨 쟁탈전을 벌이던 것은 옛날 일이다. 굳이 TV가 아니어도 노트북이나 핸드폰으로 각자 원하는 것을 마음대로 볼 수 있기 때문이다. 그러다 보니 모두 자기 취향의 세계에 빠지기 쉽고 다른 사람, 특히 다른 세대의 문화를 접할 기회가 자연스럽게 주어지지 않는다. 자기 세대의 문화에만 빠져 있으면 세상을 넓게 보지 못하고 사고의 탄력성도 줄어들기 쉽다.

세상은 빠르게 변해가고 사회적 언어 또한 빠른 속도로 갱신된다. 90년대의 'X세대'는 이미 부모가 되고 있고, '밀레니얼 세대(M세대 또는 Y세대)'는 성년기에 접어들었다. 알파벳 순서를 따라서인지 2천년대에 등장한 신세대는 Z세대다. 밀레니얼과 Z세대를 합하여 부르는 MZ란 명칭은 청년(20~30대)과 같은 의미의 유행어다. 요즘 시대와 소통이 가능하려면 대충 알아들을 수는 있어야 하지 않을까. 역사책을 읽는 것만큼이나 새로운 트렌드를 읽는 노력도 필요하다. 내 세대와는 다른 세상을 열린 마음으로 이해하고 존중해주려면 눈과 귀를 열어두자. 단, 말은 아끼는 게 좋다.

디지털 세상을 이해하자

카카오톡, 유튜브에는 익숙하지만 페이스북이나 인스타그램 등을 활발히 사용하는 노년층은 드물다. 하지만 젊은이들이 즐기는 각종 첨단 기기와 프로그램의 사용은 생각보다 쉽다. 핸드폰을 처음 사용할 때처럼 두려워 말고 적극 도전해야 한다. 다만 너무 빠지지 않도록 한다. 오히려 종이책을 읽는 자존심을 지키는 편이 정신건강에 좋을 수도 있다. 종이책과 도서관은 신세대들에게도 여전히 존경의 대상이다.

06

장수 남성 많은 사르데냐섬의 비밀

유럽 지중해의 한복판에서 가장 큰 섬인 이탈리아령 사르데냐섬은 예로부터 장수 노인이 많기로 유명하다. 우리나라의 전남 · 경남지역을 합친 것보다 넓은 면적의 섬 곳곳에 여러 곳의 장수촌이 퍼져있다. 사르데냐섬이 세계적 장수촌 가운데서도 유난히 주목을 받는 것은 장수 노인의 남녀 성비가 여느 장수촌들과는 다른 형태를 보이기 때문이다. 세계적 장수촌의 경우 남녀 성비는 대략 1대7 정도로 여성이 압도적인데, 사르데냐는 거의 1대1의 균형을 이룬다고 한다.

남성들도 여성 못지않게 오래 사는 데는 어떤 비결이 있는 것일까.

가장 뚜렷하게 비교되는 것은 사르데냐 남자들은 90세, 100세가 넘어도 하던 일을 계속했다는 것이다. 사르데냐를 연구한 학자들에 따르면 사르데냐 남자들은 대개 목동으로 평생을 살아왔고, 나이가 100세를 넘어서도 여전히 양을 몰고 산을 오르내리며 일을 계속한다고 한다. 산은 해발 416미터로 너무 높거나 험하지도 않다. 나이 든 목동들이 양을 몰고 오르내리는 하루 왕복거리는 평균 12킬로미터 정도다. 이들의 장수비결을 연구한 사르데냐 삿사리대학의 지아니 페스 교수는 "양치기는 다른 농사처럼 노동 강도가 세지 않아 피로감은 적으면서 운동량이 충분하다."고 분석했다. 또 이 섬의 백세인들은 모두 활동적이고 쾌활하며 부부간, 가족간 유대감이 강하다고 한다. 사르데냐 목동들은 대부분 혼자 살지 않고, 배우자와 사별하는 경우 곧바로 재혼해서 배우자와 함께 지낸다.

그들은 텃밭에서 직접 기른 농산물로 소박하게 차린 식사를 하며, 보리로 만든 빵이 주식이다. 이 빵은 발효시킨 반죽으로 만들어 혈당을 급격히 올리지 않는다. 소나 돼지고기 대신 양고기와 염소고기, 양젖과 양젖으로 만든 치즈로 단백질을 섭취하고, 항산화 성분이 풍부한 올리브기름과 포도주, 토마토를 많이 먹는다.

21세기 들어서는 사르데냐섬에도 아프리카 이민자들이 많이 들어와 목동 일을 대신하면서 남성 장수인의 수가 줄어든다고 한다. 평생 끊임없이 움직이는 것이 중요하다는 증거다.

2023년 현재 한국에도 1백세 인구가 9천 명을 넘어섰는데, 이중 남자는 1천5백 명, 여자는 7천4백 명 정도다. 예전에 제주도, 강원도 등 장수촌을 조사한 학자들의 보고서를 보면, 100세 넘게 장수하는 사람들 대다수는 여성이며 나이가 아무리 많아도 텃밭 가꾸기와 같은 일을 자기 손으로 계속하는 것으로 나타났다. 일이든 운동이든, 스스로 몸을 쓰고 머리를 활용하는 등 과로하지 않는 범위에서 꾸준히 움직이는 것이 건강 장수에 중요한 조건임이 분명하다.

07

'블루 존'에서 배우는 장수인의 건강습관

지역마다 자연환경과 생활문화가 다 다르기 마련인데, 유난히 장수 노인이 많이 살고 있다면 거기만의 어떤 특징과 비결이 있을 것이다. 세계의 장수촌을 탐사하여 그 비결을 밝히는 연구가 내셔널지오그래픽의 지원 아래 5년에 걸쳐 진행되었다. 연구를 이끈 댄 뷰트너 박사는 2009년 〈블루 존(Blue zones)〉이란 책을 통해 그 결과를 세상에 알렸다. 손수 농사를 짓는 94세의 코스타리카 농부와 오키나와의 102세 할머니, 최소 10킬로미터 거리를 매일 산책하는 사르데냐의 102세 할머니 등이 생생하게 소개된 이 책은 당장 큰 반향을 불러일으켰다. 뉴욕타임스의 베스트셀러 목록에 올랐고, '블루 존'이란 명칭은 그대로 장수촌을 의미하는 용어로 굳어졌다. 이후 최근까지도 뷰트너 박사는 블루 존의 생활방식과 식단을 소개하는 일련의 시리즈물을 계속 펴내고 있다.

뷰트너 박사가 소개한 '블루 존'은 다섯 개 지역이다. 이탈리아의 사르데냐, 일본의 오키나와, 그리스의 이카리아, 코스타리카의 니코야, 미국 캘리포니아의 로마린다 등이다. 한 가지 특징은 다섯 개 블루 존이 모두 육지에 가까운 섬이거나 육지지만 바다와 가까운 곳이라는 점이다.

뷰트너는 블루 존 사람들이 모두 정신적 · 육체적 건강을 증진시키는 고유의 생활습관을 보유하고 있다고 소개했다. 그가 꼽은 블루 존 사람들이 생활습관 특징 9가지는 다음과 같다.

1 최대한 자연에 가깝게 움직인다. 차를 타지 않고 걸어 다니며, 엘리베이터보다는 계단을 이용한다. 농사일이나 정원일 등 최대한 자연과 가까운 생활방식을 유지하며 하루 종일 몸을 움직인다.

2 아침에 벌떡 일어나고 싶게 하는 이유, 동기가 있다. 그것은 거창한 일이 아니다. '일어나 밭을 갈아야지', '양을 몰고 나가야지' 하는 소소한 일이지만 그들의 일상은 활기차다.

3 스트레스 관리를 잘한다. 오키나와 사람들은 날마다 조상을 생각하는 시간을 갖고, 사르데냐 사람들은 카페 등에서 '해피아워'를 갖는 등 스트레스를 풀 수 있는 습관들을 가지고 있다. 달리기, 명상, DIY 프로젝트 등에 참여하며, 최소 하루 두 시간은 자연 속에서 보내려고 노력한다. 또 긍정적인 생각과 도전정신은 스트레스 수치를 낮추고 면역을 강화하는 데 도움이 된다.

4 음식은 배부를 때까지 먹지 않는다. 오키나와 사람들은 식사량을 80% 정도에서 멈추는 '80% 규칙'을 지키고 있다. 이 '열량 제한 식사법'을 적용한 다른 실험에서는 참가자들이 3개월 동안 매주 5일씩 제한된 식사를 하도록 규제한 결과 체지방과 체중이 감소하고 혈압도 눈에 띄게 안정

되었다고 한다. 또한, 이들의 호르몬에서 100세 넘게 사는 사람들에게서 자주 발견되는 IGF-1(인슐린 유사 성장 인자) 호르몬이 발견되기도 했다.

5 고기를 적게 먹는다. 단백질은 과일, 채소, 콩류 등 식물성 음식을 통해 섭취하고 있다. 블루 존 식단은 95% 이상 식물성 식품 섭취, 고기 섭취는 월 5회 미만, 유제품 소비 억제가 일반적이다. 하루 7잔의 물을 마시고, 하루 먹는 설탕 28g 이하로 억제하는 등의 특징이 있다.

6 적당량의 술을 마신다. 주말에 몰아서 마시기보다 하루 한두 잔씩 규칙적으로 마시는 것으로 관찰됐다.

7 대부분 공동체에 소속감을 가지고 있다. 대개 신앙기반 공동체에 속해 있었는데, 인터뷰한 263명의 장수인 중 5명만 예외였다. 종교 공동체가 아니더라도 취미모임이나 친족 공동체도 유대감을 준다는 점에서는 같은 조건이 될 수 있다.

8 가족을 중시하고 가족과의 시간을 무엇보다 우선한다. 자식이 결혼 후에도 부모 집 근처에 살거나 부모와 함께 사는 경우가 많고, 그러면서도 부부끼리 혹은 자녀들과 별도로 보내는 시간도 많은 편이었다.

9 건전한 사회적 네트워크를 갖는다. 장수인들은 대개 건강습관을 실천하는 사람들에게 둘러싸여 있다. 어떤 사람들과 연대감을 가지느냐는 매우 중요하다. 행복감도 외로움도 모두 전염될 수 있기 때문이다. 흡연, 비만, 행복 심지어 외로움도 전염될 수 있다.

08

술, 자제가 안 되면 마시지 마라

술은 백해무익한 것만은 아니다. 마시기에 따라서는 소화기계와 순환기계, 내분비계, 심혈관계, 그리고 정신신경 계통에 이르기까지 많은 부분에 이로울 수 있다. 프랑스인들이 마시는 하루 한 잔의 와인이 혈액순환을 도와준다거나 심장마비 위험을 줄여준다는 현대의 논문들도 있고, 건강을 위하여 조금씩 술을 마시라는 조언은 여러 고전 의서와 문학서, 종교 경전에도 등장한다.

하지만 너무 많이 마시면 몸에 해롭다는 것도 누구나 알고 있다. 아무리 좋은 것도 지나치면 해가 된다고 하지만, 술처럼 '독과 약' 사이를 극명하게 오가는 음식도 드물다. 너무 많이 마시거나 너무 자주 마신다면 약이 아닌 독을 마시는 결과가 된다. 한번 마시기 시작하면 자제가 안 돼 해로움을 피할 수 없다면, 아예 끊는 게 안전하다. 무엇보다 간이 피로해져서 만성피로, 면역력 저하 등 각종 질병의 위험에 노출되고 그 밖의 장기들도 직간접으로 손상을 입을 수 있기 때문이다. 그밖에 과음은 일시적이라도 분별력과 자제력을 잃게 만들어 원치 않는 실수나 사고의 위험을 높인다.

한 가지 분명한 것은, 술이 건강에 이로울 수 있다고 권하는 어떤 의서에서도 '술을 마시지 않으면 안 된다'고 권하고 있지는 않다는 점이다. 술을 마셔서 문제가 발생하는 경우는 있어도 마시지 않아서 문제가 발생하는 경우는 없다.

뇌

이른바 '필름이 끊기는' 현상은 뇌의 해마가 손상을 입어 일어나는 현상이다. 전두엽, 측두엽 등 부위가 손상을 입어 기억력이 떨어지고 장기적으로는 알코올성 치매의 원인이 된다. 갑작스러운 폭음은 자율신경을 관장하는 숨골을 마비시켜 순간적인 졸도를 일으키거나 심하면 호흡 장애를 불러올 수 있다.

심장

과도한 술은 뇌의 자율신경을 마비시키므로 자율신경과 밀접한 심장이 당장 타격을 받는다. 협심증이나 부정맥 등이 있는 경우 사망하는 수도 있다.

장

장의 흡수 능력이 떨어져 배탈이나 설사를 하는 사람이 많다.

뼈

상습적인 과음으로 골반뼈와 대퇴골두의 혈액순환에 지장이 생겨 뼈가 상하는 일도 있다. 이를 '대퇴골두 무혈성 괴사'라 한다. 엉치뼈 인공관절 수

술을 받은 사람 가운데는 오랜 음주가 원인인 사람이 많다고 한다.

간

간은 알코올을 아세트알데하이드에서 이산화탄소와 물로 변환해 소변으로 배출시키는 작용을 한다. 간은 또 온몸 구석구석을 돌고 온 피를 걸러 불순물을 제거하고 독성을 해소하는 몸 안의 화학 공장이다. 그런데 하루도 거르지 않고 술을 마시면 간에 과부하가 걸려 일상적인 혈액 정제 작업에 문제가 생긴다. 미처 처리하지 못한 불순물과 불순지방이 쌓여 지방간이나 간염의 원인이 된다. 간경화 환자의 80~90%는 간염 바이러스와 폭음 때문에 병이 생긴다고 한다.

췌장

다량의 알코올이 췌장 기능을 떨어뜨려 인슐린 부족을 유발한다. 췌장은 인체 내에서도 가장 치료가 어려운 장기다.

위와 식도

식사 중 가벼운 반주는 소화에 도움이 되지만, 폭음은 단 한 번만으로도 위 내부에 큰 상처를 남겨 위염, 위궤양의 원인이 될 수 있다. 독한 술을 폭음한 뒤 구토를 하게 되면 위벽뿐 아니라 식도까지 손상을 입는다. 위벽의 손상이 반복되면 만성적인 위장병이 자리 잡게 된다. 위궤양의 극심한 통증은 겪어본 사람이 아니면 상상할 수 없을 정도다.

09

건강 장수 위협하는 스마트폰의 중독성

20세기를 넘어서면서 인류는 건강 장수 1백세 시대의 꿈을 실현했다. 물질적 풍요와 과학 및 의료기술의 발달로 이룬 성과다. 하지만 인간의 수명은 더 이상 늘어나지 못하거나 오히려 다시 줄어들 수 있다고 주장하는 과학자들이 있다. 긍정적 요인 못지않게 건강 장수를 가로막는 방해 요인도 많기 때문이다.

수명을 단축시키는 요인으로는 운동 부족, 영양 과잉, 정신적 스트레스와 공해의 증가 등이 있지만, 최근 새로우면서도 가장 심각한 요인으로 꼽히는 것은 스마트폰이다. 인간에게 생활편의를 가져다준 스마트폰이 사실은 사람의 심신 건강에 심각한 위해 요인이 되고 있다는 것이다.

대중교통을 이용해보면 승객 10명 중 7~8명은 핸드폰에 눈을 고정시키고 있다. 젊은이들은 귀에 무선 이어폰까지 꽂고 있다. 그리고 그 자세로 거리를 걸어간다. 자기가 가고 있는 길 외에는 무엇에도 신경을 쓰지 않는다. 이런 습관은 교통사고의 위험을 높이는 데 그치지 않고 심신 건강에도 질병 수준으로 심각한 유해성을 지닌다. 전 인류 수준으로 파급되어 가는 이런 현상에 대해 의학자들은 심각한 경고를 보낸다.

스마트폰을 손에서 떼어놓지 못하는 중독성 습관이 문제의 시작이다. 스마트폰이 지닌 중독성은 TV에 비할 바가 아니다. 사람들이 스마트폰에 정신이 팔려있는 동안 사람의 몸과 정신에는 대체 어떤 일이 벌어지는 것일까.

인간의 뇌가 스마트폰에 종속되고 있다

주의력 결핍 장애와 팝콘 브레인(Popcorn Brain) | 요즘 인터넷 관련 신조어 중에 '팝콘 브레인'이라는 말이 있다. 옥수수 뻥튀기가 튀듯이 사람의 두뇌가 자잘하고 급작스럽게 이리저리 튀는 현상을 비유한 말이다. 하나의 주제에 흥미를 보이는가 하면 이내 다른 곳으로 관심이 옮겨간다. 인터넷 속 가상세계의 단편적 현상에는 맹렬히 감정반응을 일으키면서도 주변 사람의 감정이나 현실의 실제 사건에는 무감각하게 반응하는 것이 특징이다.

스마트폰이 널리 보급되면서 이것을 통해 유통되는 SNS 메신저와 동영상 콘텐츠에 빠진 사람들이 크게 늘었다. 변화무쌍한 동영상과 자극적인 메시지에 한번 맛을 들인 사람들은 수렁에 빠지듯 그 세계에 빠져든다. 특히 모바일 콘텐츠들은 점점 길이가 짧아진다. 내용이 풍성한 블로그나 논리를 이어가는 토론 사이트, 공신력 있는 뉴스 사이트들은 쇠퇴하고 단편적인 스토리와 즉각적인 반응으로 꾸며지는 소셜미디어들만 들끓는다. 그래서 텍스트는 줄어들고 사진과 영상만 살아남는다. 이용자들의 성향이 곧 단편적이고 감각적이며 즉시적인 이야기에 적응되어간다는 의미다. 주의력 결핍 장애가 생기는 것이다.

빠른 도파민 | 사람이 즉시적인 즐거움에 깊이 빠지는 것은 흥분과 쾌감 호르몬인 도파민 때문인데, 중독성이 크다. 그래서 학자들은 '빠른 도파민'이라 부른다. 음식으로 치면 단맛이 강한 인스턴트 음식과 같고, 한번 맛보면 빠져나올 수 없는 중독효과는 마약에 비할 만하다. 볼 때마다 한 방울의 도파민이 솟아나지 않으면 콘텐츠 시장에서 살아남지 못하기 때문에 콘텐츠 제작자들은 더욱 자극적인 콘텐츠를 남발한다. 문제는 이렇게 단세포적 콘텐츠에 빠지는 동안 사람들의 두뇌도 단세포적이고 표피적으로 변해간다는 것이다. 과장과 허위의 내용이 난무하지만 중독된 사람들은 그것을 가려내지 못한다. 사이비종교 같은 중독성이 있다.

디지털 격리 증후군 | 사람들은 뉴스를 볼 때도 제목만 읽고 다 읽은 것으로 착각한다. 그래서 미디어는 자극적인 제목으로 사람들을 유혹한다. 한 가지 일을 느긋하게 논리적으로 따라가지 못하고 팝콘처럼 이리저리 돌아다닐 때, 현실은 그리 중요하지 않게 느껴진다. 반면 냉정하게 논리를 따지는 실제 현실에 대해서는 저항감이 생긴다. 진실보다는 자기 입맛에 맞는 논리를 신봉하고 그게 진실이라고 믿는다. 눈앞에서 폭력이 벌어지는 것은 못 본 척 지나가지만, 인터넷에서 누가 불의한 폭력을 호소하면 한꺼번에 몰려가 응징을 외쳐댄다. 현실과 사이버 세계가 분리된 일종의 자폐적 스펙트럼 증상이다. 학자들은 이것을 디지털 격리 증후군으로 부른다.

전통적인 신체적 증후군도 심각하다

스마트폰 중독은 신체적 문제들을 동반한다. 스마트폰을 종일 들고 다니는 것으로도 모자라 잠자리에까지 들고 가는 습관으로 인해 제시간에 순순히 잠들지 못하는 경우가 많다. 기기에서 발생되는 전자파는 뇌파를 직접 자극하고 모니터의 불빛은 시신경을 교란시켜 바이오리듬을 흩뜨리고 시력을 떨어뜨린다. 불안정한 수면은 면역체계를 무너뜨리고 멜라토닌 합성을 방해하여 몸과 정신를 모두 취약하게 만든다. 고개를 굽히고 모니터를 내려다보는 습관은 거북목증후군을 가져올 수 있다. 손가락으로 터치화면을 조작하고 문자판을 조작하느라 손가락과 손목에 터널증후군이 나타난다. 자신도 모르는 사이에 손가락 마비 증상이 시작되기도 한다.

대책은 스마트폰과 거리 두기

그렇다면 어떻게 이 디지털 시대의 위험을 줄일 수 있을까. 조금이라도 스마트폰 중독이 의심된다면 다음 요령에 따라 거리 두기를 강화해보자.

① 기본은 거리 두기. 일과시간 외에는 스마트폰을 되도록 손이 닿지 않는 곳에 두고 특히 취침시간에는 침대로부터 떼어놓는다.

② 스마트폰을 잊어버릴 정도로 몰두할 수 있는 다른 취미를 찾아보는 것도 좋은 방법이다. 악기 연주나 그림, 공예 활동과 같이 손이 심심하지 않게 몰두할 수 있는 일이 있으면 더 좋다.

③ 일과 중 아예 꺼두기가 어렵다면 스마트폰을 비행기 모드로 전환하는 것도 좋다다. 일정 시간 동안 연락을 차단시키는 간편한 방법이다.

④ 스마트폰에 깔아둔 앱마다 알림 설정이 따로 되어있다. 하지만 방금 업데이트된 '새로운 소식' 대부분은 그 즉시 열어보지 않아도 되는 것들이다. 푸시 알림 설정을 모두 꺼두는 것만으로도 스마트폰의 유혹은 절반 이상 줄어들 것이다.

10

포스트 코로나 후유증, 대책은 '기본 지키기'

2019년 겨울, 독감처럼 시작된 중국 우한발 코로나-19. 만 3년 넘게 유행을 이어가며 6억7천만 명 이상을 감염시켰다. 2023년 가을까지 코로나 관련 사망자는 공식 집계 숫자만 1천3백만 명을 넘는다. 중도에 통계발표를 포기한 중국의 집계가 빠진 것을 감안하면 세계 80억 인구 가운데 최소한 10분의 1이 한 번씩은 코로나-19에 걸린 꼴이다.

이제 사태는 끝이 난 것인가. 그렇지가 않다.

첫째는 코로나-19가 지나갔더라도 이와 유사한, 혹은 변형된 바이러스 감기가 새로 발생할 가능성이 얼마든지 있다. 당장 팬데믹을 벗어났다고 보는 코로나-19만 해도 변종 바이러스에 의한 감염과 유행은 여전히 이어지고 있다. 코로나-19 이전에도 우리는 사스(2002)와 메르스(2015)를 직접 경험했다. 국내에선 볼 수 없었지만, 열대지역에서 십수 년째 맹위를 떨치고 있는 에볼라니 지카니 하는 바이러스 질병들도 있다. 기후 온난화가 계속 진행된다면 우리나라 위도까지 북상해올 위험도 각오해야 한다.

둘째는 코로나-19의 후유증이다. 2022년 영국 케임브리지대학 연구팀은 완치 환자들의 사후 영향을 모니터링한 보고서를 발표했는데, 머릿속이 흐릿해지는 브레인 포그(Brain Fog) 현상이 일부 환자에서 6개월 이후에도 감지되었으며 그 영향으로 기억력 저하, 수면장애, 집중력 저하 등 문제를 호소하는 경우가 많았다고 한다. 이러한 인지장애의 경향은 퇴원 환자의 약 4분의 3에서 나타났다. 미국 펜실베이니아주립대 연구진은 코로나 첫해 완치자 중 절반 정도가 후유증을 나타내고 있다는 역학보고서 분석과 함께 '만성 코비드'라는 병명까지 제안하기도 했다. 주로 집중력 저하와 정신적 불안장애, 또 폐렴까지 겪은 경우에는 이후에도 호흡곤란과 가슴통증이 남아있다고 했다.

그렇다면 어떤 대비를 해야 할까. 우선 체력과 면역력을 기르는 체질 강화와 함께 위생적인 생활습관을 이어나갈 필요가 있다. 팬데믹 와중에도 코로나를 피해가는 데 도움이 되었던 습관들을 지속적으로 유지하는 것이다.

2022년 뉴욕대(NYU) 그로스만 의학교실은 포스트 팬데믹의 대책으로 아이디어가 될 만한 내용을 보고했다. 그들은 코로나 완치자들에 대한 추적보고를 통해 일상생활에서 스트레스 요인을 가지고 있는 사람들은 그렇지 않은 사람들에 비해 우울증, 브레인 포그, 피로, 수면장애 등 장기적인 정신신경과적 후유증을 겪을 가능성이 배나 높다고 결론지었다. 스트레스를 적게 받는 즐거운 일상이 코로나 후유증의 극복과 잇단 유행성 질병의 예방에 실제적으로 효과가 있다는 결론이다. 건강에 관한 기본상식의 중요성이 새삼 확인된 셈이다.

11

이롭고도 해로운 활성산소

암이나 알레르기, 아토피 같은 면역질환은 물론, 일상적으로 겪는 피로나 노화 현상과 관련해서 자주 오르내리는 용어 중 하나가 '활성산소(Active Oxygen)'다. 산소(O_2)는 본래 안정된 원소이지만, 몸속에 들어가 신진대사 과정에서 일부가 불안정한 상태로 바뀌게 된다. 이를 '활성산소'라고 한다.

독이 되기도 하고 약이 되기도 한다

호흡을 통해 몸에 들어온 산소는 영양소를 소화시키고 에너지를 만드는 대사에 반드시 관여한다. 이 과정에서 필연적인 찌꺼기로서 활성산소가 생겨나는데, 아무리 소화작용이 잘 이루어지는 경우라도 흡입된 산소의 2~3%는 활성산소로 남겨진다. 활성산소는 산소 고유의 안정성을 잃어버린 불안정한 원소로서, 몸속 여기저기를 돌아다니며 결합할 대상을 찾는 일종의 프리라디칼(Free Radical)로 작용한다.

산소는 친화력이 매우 강하다. 활성 상태로 존재하는 시간은 1초도 안 될 만큼 짧고, 발생하는 즉시 뭔가와 결합을 이룬다고 한다. 바로 이 결합력이 인체 건강에 영향을 미친다. 몸에 침투한 세균이나 바이러스 등 유해 이물질들과 결합하여 배출되기도 하고 독성물질을 제거하는 등 이로운 작용을 한다. 하지만, 몸에 이로운 물질들과 결합하여 각종 질병과 노화를 촉진하는 원인이 되기도 하고 자가면역질환인 알레르기를 일으킨다. 활성산소가 너무 많아져 마땅한 결합대상을 찾지 못할 때는 심지어 멀쩡한 체세포를 공격해 돌연변이로 만들기도 한다. 체세포의 돌연변이는 암 발생과 관련이 있다. 이 때문에 활성산소의 이로운 작용이 발견되기 전까지는 단지 노화와 질병의 주범으로 작용하는 해로운 노폐물로만 여겨졌다.

활성산소는 체내에서 생각보다 많은 역할을 한다. 세포의 신호체계나 세포 생성에도 관여하며 장내에서 소화효소의 활성화와 약물 해독, 소독, 그리고 글리코겐 합성에도 관여하는 것으로 밝혀져 있다.

상황에 따라 독이 될 수도 있고 약이 될 수도 있는 만큼, 활성산소는 적정수준 이상으로 늘어나지 않도록 환경이나 습관 개선에 힘써야 할 것이다.

몸속 활성산소는 어떻게 늘어날까

활성산소가 몸속 유해물질로 널리 인식된 것은, 그것이 인체에 해로운 환경에서 많이 생성되며 일부 질병의 발생과도 관련이 있기 때문이다.

활성산소는 영양소를 소화하는 신진대사 과정에서 생기기도 하지만, 외부로부터 유해물질이 들어올 때 몸이 그에 대응하여 다량 생성하기도 한다. 정신적 스트레스나 과로, 운동 피로, 담배연기나 자동차 매연 같은 공해물질, 농약과 세제류의 화학물질, 먼지와 황사, 식품첨가물, 장내 이상발효, 자외선을 포함한 각종 방사선 등이 원인이 될 수 있다. 우리 생활 속에서 아주 흔히 접촉하게 되는 전자파도 활성산소에 영향을 미친다.

유해환경이나 유해물질에 자주 노출될 때 인체는 이에 대응하기 위해 스스로 활성산소의 양을 늘리게 된다. 그런데 이것이 몸에 익숙해지면 활성산소가 과다하게 발생하는 습성이 생겨 문제가 된다. 유해물질을 방어하고 남는 활성산소들이 정상세포나 혈액에 피해를 입히기 때문이다. 과도한 활성산소는 각종 알레르기 질환과 인체 세포의 DNA 파괴뿐 아니라, 기본적으로 노화를 촉진하고 고혈압, 당뇨병, 아토피, 그리고 다양한 내장질환과 치매를 포함하여 거의 모든 종류의 질병을 일으키거나 심화시킬 수 있다.

활성산소의 피해를 막으려면

창이 있는 곳에는 방패가 따른다. 우리 몸은 강력한 면역 무기인 활성산소를 발생시켜 활용하는 대신, 그것이 스스로를 공격할 때에 대비하여 활성산소를 다시 불활성 원소로 되돌릴 수 있는 항산화 효소 발생 장치도 갖추고 있다. 신진대사 과정에서 상시적으로 발생되는 활성산소와 이것을 제어하는 항산화 효소의 양이 균형을 이룰 때 인체는 안정을 유지할 수 있다.

과제는 이 두 가지 시스템이 서로 균형 있게 협업을 유지할 수 있도록 하는 것이다. 최소한 어느 한쪽으로만 기능이 편중되지 않는다면 인체는 위험을 면할 수 있다. 활성산소의 발생을 일방적으로 촉진할 수 있는 유해환경과 유해습관을 피하는 것이 해법이 될 수 있다.

활성산소의 과다 발생을 막는 첫째 대책은 유해환경을 피하는 것이다. 공해나 방사능에 노출되는 것을 피하고 전자파나 유해가스, 화학물질 등을 멀리해야 한다. 자기 체력을 넘는 과도한 운동과 과로를 피하고, 물리적으로나 심리적으로 스트레스가 쌓이지 않도록 노력하는 것도 좋은 예방법이다.

활성산소가 많아질 때는 항산화 성분이 풍부한 채소와 과일을 자주 먹는 게 좋다. 항산화 능력이 가장 뛰어난 영양소는 비타민 C, 비타민 E, 베타카로틴 등의 비타민과 칼슘, 셀레늄 등의 미네랄 성분이다. 비타민과 미네랄을 풍부하게 함유한 식품은 채소와 과일류이며, 불포화지방산(오메가 3 지방산)이 풍부한 등 푸른 생선과 포도씨유를 비롯한 식물의 종자유들도 강력한 항산화 효과가 있다. 최근 발표된 바에 따르면, 맨발 걷기를 통해 흙이 발산하는 양성자를 흡수할 때 몸 안의 활성산소가 안정되어 제거되는 효과가 있다고 한다.

12

중년을 위한 '젊어지기 프로젝트'

음식은 오래 씹어 천천히 삼켜라

밥을 한 입 넣고 30번을 씹으려면 보통 인내심이 필요한 게 아니다. 건강을 위해서는 우유도 씹어 먹으라고 한다. 나물이나 고기류뿐 아니라 부드럽고 가벼운 음식이라도 꼭꼭 씹어 먹으면 소화액이 잘 섞여 소화가 잘된다. 뱃살이 늘어나는 것을 막고 나아가 뱃살이 빠지기도 한다. 실제로 많은 양을 먹지 않고도 많은 양을 먹은 것처럼 포만감을 느낄 수 있어 식사량을 줄이기가 쉽다. 평소 식사량을 10~30% 정도 줄이면 수명이 늘어난다.

머리 쓰는 공부를 하라

역사적으로 창의적인 천재들은 대개 장수하는 편이었는데, 그들은 일손을 멈추고 쉬거나 잠자는 동안에도 생각을 멈추지 않는 습관이 있었다. 쓰지 않고 모셔두는 기계는 무용지물이 되기 쉽다. 반면 지속적으로 사용하는 기계는 성능이 놀랄 만큼 오래 유지되기도 한다. 사람의 두뇌도 마찬가지다. 단순노동을 하더라도 관성에만 의존하지 않고 계속 머리를 쓰며 연구하는 습관을 들이면 머리가 녹슬지 않고 젊음을 유지할 수 있다. 나아가 그 일에 재미도 붙고 능률도 훨씬 올라간다. TV에 나오는 '생활의 달인'들을 보면 성실성 못지않게 끊임없이 연구 개선하는 습관도 중요함을 볼 수 있다. 그들은 자기 일에 대한 애정과 자부심도 높다. 머리 쓸 일이 전혀 없다면 독서의 습관을 유지하는 것도 좋다.

아침에 일어나면 기지개를 켜라

기지개는 본능적 스트레칭이다. 잠자리에서 기지개를 켜며 깨어날 때는 잠으로 느슨해진 근육과 신경이 자극돼 혈액순환이 활발해지고 기분이 맑아진다. 눈을 뜨자마자 침대에서 벌떡 일어나다가는 뇌졸중으로 쓰러질 위험도 있다. 기지개를 켜고 좀 뒹굴면서 워밍업을 하고 일어나는 것이 여러 면에서 좋다.

잠깐의 낮잠을 활용하라

피로는 쌓인 즉시 푸는 것이 가장 좋다. 눈이 저절로 감기는 것은 몸이 피곤하다는 신호다. 점심식사 후에 자기도 모르게 눈이 감긴다면 억지로 잠을 쫓지 말고 가능하면 아주 잠깐이라도 눈을 붙인다. 15분의 낮잠만으로도 오전 중 쌓인 피로를 풀고 오후를 시작할 수 있다. 오후의 짧고 깊은 잠이야말로 다른 어떤 약물보다 효과적인 체력 보충수단이라 할 수 있다.

식사 중간의 간식 습관을 들여라

하루 한두 차례 식사에 많은 양을 몰아서 먹는 것보다는 조금씩 자주 먹는 것이 낫다. 점심식사 후 속이 출출할 때쯤이면 과일이나 가벼운 간식거리로 속을 채워준다. 북유럽 국가들 중에는 오전과 오후 일과 도중 반드시 간식시간을 정해놓고 차와 빵을 먹는 관습을 가진 나라들도 있다. 이런 오랜 풍습이 현대 도시인들 사이에서 볼 수 있는 '커피타임(Coffee Break)'의 기원이었을 것이다. 점심 이후 저녁시간까지 기다려 속을 완전히 비우면 저녁에 많은 양의 음식을 먹게 되는데, 오후의 간식은 제시간 식사량을 줄이는 데도 도움이 된다.

괄약근을 조여라

괄약근은 항문을 조일 때 사용되는 근육이다. 괄약근을 조이는 운동은 성기능을 좋게 하는 것은 물론 중년 이후 요실금이 생기는 것을 늦추고 단전을 강화하는 데 효과적이다. 여성은 출산 후 몸조리나 갱년기 이후 요실금 예방에, 남성은 항문과 전립선의 기능을 강화하는 데 효과를 얻을 수 있다. 시간과 장소에 구애받지 않고 남모르게 할 수 있는 운동으로서 효과도 최고다.

하루 10분, 노래를 불러라

노래를 부르면 기분이 좋아지고 부정적 감정이 긍정적 감정으로 바뀐다. 밝고 부드러운 음악을 듣는 것도 정신건강과 스트레스 해소에 효과가 있다. 노래를 저절로 따라 부를 만큼 심취해 음악을 듣다 보면 어느새 마음의 심리 곡선이 음악의 선율에 동조되어 안정감을 얻게 된다. 노래 부르기는 긴장과 불안을 가라앉히고, 회피적이며 우울한 감정을 달래는 효과가 있다. 그렇기 때문에 노래는 대인기피증이나 우울증을 치료하는 데도 효과적인 수단으로 사용된다. 큰 소리로 노래를 부르면 억압됐거나 고독한 감정을 해소하는 데도 도움이 된다. 그럴만한 환경이 안 된다면 가끔 혼자서라도 노래방을 이용해볼 수 있다.

사람들과 어울려라

너무 번잡스러운 것은 피하는 것이 좋겠지만, 사람은 역시 마음 맞는 사람들과 어울릴 때 활기를 얻는다. 사회적 존재감이 없으면 고립과 소외감이 생기고, 더 나아가 우울과 좌절감으로 진행될 수 있다. 즐겁지 않은 세포는 의욕을 잃는다. 의욕을 잃으면 인체는 급속히 늙어간다. 마음을 너그럽게 열어놓고 다른 사람들과 어울리면서 삶의 의욕을 찾는 것은 젊음을 되찾는 데 중요한 요소다.

13

억지로 살 빼려고 하지 말라

일반적으로 살이 찌면 몸속 콜레스테롤 수치가 높아져서 각종 성인병에 걸리기 쉽다. 축적된 콜레스테롤이 혈액순환을 방해하고, 불어난 체중을 견디지 못해 팔다리 관절에 무리가 가기도 한다.

하지만 나이가 들어서도 몸을 날씬하게 유지하는 것이 건강에 최선일까? 일본의 도쿄 건강장수 의료센터 연구소가 발표한 연구결과에 따르면 체형이 마르고 식사량이 적은 노인은 살집이 있고 충분한 식사를 하는 노인에 비해 건강을 유지하기가 더 어려운 것으로 나타났다.

이 연구소는 70세 이상 노인 5천 명을 대상으로 8년간 섭생과 수명과의 상관관계를 추적 조사한 결과를 〈쉰을 넘기면 식사를 잘 챙겨라〉라는 제목의 책으로 펴냈다. 이 책은 나이 든 노인일수록 식사를 잘 챙기고 고기와 생선을 고루 포함한 고칼로리 식사를 하는 것이 좋다고 주장한다. 칼로리를 제한하면 영양 상태가 안 좋아져 수명이 짧아질 수 있기 때문이다. 나이 들어 몸이 마르면 체력을 회복하기가 더 어려워지므로 50세부터는 미리 영양 상태에 신경 써야 한다고 말한다. 근육량이 줄어들면 몸이 일찍 쇠약해진다는 것이다.

마른 체형에 영양 섭취가 좋지 않은 노인은 뇌졸중, 심근경색 등 심혈관질환에 걸리기 쉽다. 저영양 그룹의 노인들은 고영양 그룹 노인들보다 10년 이내에 심혈관질환으로 사망할 확률이 2~2.5배 더 높다. 혈관 내벽에 상처가 났을 때 뇌경색이 일어날 확률도 높다. 혈관 생성과 보존에 필요한 단백질 등 영양소가 부족하면 혈관이 약해질 수 있기 때문이다. 세포 구성물질인 알부민 단백질과 콜레스테롤이 모자라서 치매가 빨리 올 수도 있다.

일본에서는 남녀 모두 체질량 지수(BMI)가 25 이상이면 과체중으로 보는데, 사실 25는 가장 이상적인 수치라 할 수 있다. 체질량 지수 25인 노인이 사망 위험이 가장 낮았다고 한다. 걷는 속도가 빠른 사람은 느린 사람보다 순환기질환으로 사망할 확률이 낮다. 특정한 운동 한두 가지만 정해놓고 하는 사람보다는 쇼핑이나 가벼운 산책, 취미활동, 자원봉사 등 사회적인 활동을 병행하여 자주 움직이는 사람이 더 오래 살았다. 걷는 게 힘든 경우라도 지팡이를 사용하거나 가족의 도움을 받아 자주 외출하는 노인일수록 수명이 길고 치매에 걸릴 확률도 낮았다. 손아귀 힘이 약하면 8년 이내에 사망할 확률이 높다. 근육량이 충분하고 체력이 있는 사람일수록 장수한다는 뜻이다.

이 보고서는 충분히 잘 먹으면서 정력적인 사회활동과 운동 같은 일상적인 신체활동을 유지하기를 권한다. 운동을 안 하면서 지나치게 먹는 것은 분명 해롭지만 무작정 살만 뺀다고 해서 비만보다 유리한 것은 아님을 보여준다.

14

인체 기관별 노화 방지법

나이가 들면 늙는 것은 자연스러운 일이지만, 누구에게나 똑같은 속도로 노화가 진행되지는 않는다. 나이 60에 벌써 노인 티를 벗어날 수 없는 사람이 있는가 하면 70이 넘어서도 정정한 외모와 기력으로 활동을 계속하는 사람이 있다.

노화가 일어나는 부위별 속도도 다르다. 몸 관리를 소홀히 한 결과 50세가 안 되어 소변 줄기가 약해지는 사람이 있는가 하면, 어떤 사람은 눈이 먼저, 어떤 사람은 귀가 먼저 어두워진다. 이것은 유전적 소양이 포함된 체질적 차이다. 갱년기 이후 신체적 · 생리적 변화를 느끼기 시작할 때 자신의 약한 부분에 각별히 관심을 두고 관리할 필요가 있다. 체형이나 유전적 특성, 즉 가족력을 참고하면 자신의 취약 부위를 좀 더 쉽게 파악할 수 있다.

뇌 | 계속 사용해야 안 늙는다

뇌는 신경조직을 통해 온몸의 장기와 세포를 컨트롤하는 기관이다. 뇌의 젊음을 유지하는 것은 다른 무엇보다 중요하다.

뇌도 나이가 들면 기능이 감퇴한다. 20대와 90대의 뇌를 비교하면 무게만도 10%나 줄어든다고 한다. 뇌의 노화를 막으려면 첫째로 머리를 계속 활용해야 한다. 나이 들어 본업에서 은퇴했더라도 뭔가 두뇌활동을 할 수 있는 일을 갖는 게 필요하다. 물론 뇌세포의 기능이 예전과 같을 수는 없을 테니 스트레스가 너무 강한 일은 피하도록 한다. 즐겁고 보람 있는 취미활동이나 봉사활동 같은 일이면 더 좋다. 최근 연구에 따르면, 손가락과 뇌가 협업을 해야 하는 악기 연주 같은 취미는 뇌의 노화를 막는 데 큰 효과가 있다고 한다. 손으로 무언가를 만드는 수공예 취미도 도움이 된다. 둘째, 뇌에 충분한 영양과 맑은 공기를 공급해야 한다. 뇌에 좋은 불포화지방산을 충분히 섭취하고, 뇌혈관에 맑은 혈액이 잘 순환되도록 신경 쓴다. 오염된 공기나 인공조미료, 인공 식품첨가물에 의해 뇌에 독성물질이 침투하면 뇌기능에 장애가 오거나 노화가 촉진될 수 있다.

눈 | 백내장은 발병 전에 예방하라

눈의 노화는 시력 저하와 눈의 피로감이 먼저 나타나고, 이어서 백내장, 녹내장 등의 질환과 함께 심화된다. 적절한 영양공급과 안구운동 등으로 눈의 젊음을 지켜보자. 녹내장이나 백내장은 별 심각한 증상 없이 시작될 수 있기 때문에 발병 후 병원에 갔을 때는 이미 늦다. 중년기 이후에는 최소 2년에 한 번은 눈 상태를 점검하도록 한다. 맨눈으로 햇빛을 보는 것도 삼가야 한다. 태양의 자외선이 망막과 수정체를 투과하여 눈에 손상이 올 수 있다. 햇살이 강한 시간대에는 야외활동을 피하고, 외출해야 한다면 선글라스 등으로 눈을 보호해야 한다. TV와 컴퓨터 모니터 등은 안구건조증의 원인이 될 수 있으니 너무 가까이 들여다보거나 장시간 사용을 피하도록 한다. 독서나 컴퓨터 작업 중에도 20, 30분에 한 번 정도는 가까운 것으로부터 눈을 떼고 창밖이나 멀리 있는 풍경을 바라보면서 조리개와 눈 근육의 피로를 풀어주도록 한다.

나이가 들면 몸에 수분이 줄어 안구건조증의 위험이 더 높다. 물을 충분히 마시고 너무 건조한 환경을 피한다. 시금치 등의 녹색 채소와 블루베리는 시력보호에 좋고, 마늘과 달걀노른자, 양파 등은 망막 보호에 효과가 있다.

귀 | 소리가 안 들리면 저절로 소외된다

소리가 잘 안 들리면 남과 대화하기가 어려워진다. 상대의 말을 이해할 수 없으니 동문서답이 되기 쉽다. 그렇게 되면 사람들 속에 있어도 혼자인 것처럼 소외되는 것을 피하기 어렵다. 길을 갈 때 앞뒤에서 오는 사람이나 자동차를 알아채지 못하니 사고의 위험도 높아진다. 젊어서부터 시끄러운 소음에 노출되는 것을 피하고 특히 습관적인 이어폰 사용을 줄여야 한다. 엽산이 들어있는 녹색 채소를 많이 먹으면 청력과 관계되는 신경조직과 혈관 등에 이롭다.

뼈와 근육 | 걷기운동으로 골밀도를 강화한다

허리와 척추의 힘이 빠지면 꼿꼿한 자세를 유지하기가 힘들어 저절로 등과 허리가 굽고 나중에는 혼자 걷기도 힘들어 지팡이를 짚는 상태가 될 수 있다. 특히 뼈는 약화되었다가 다시 강화되기 어려우므로 젊어서부터 정성껏 관리를 하는 게 중요하다. 걷기운동을 습관적으로 계속하면 골밀도가 강화되고 허리와 다리근육도 쇠퇴하지 않는다. 평소 우유, 연어, 시금치, 콩같이 칼슘과 각종 미네랄이 풍부한 음식을 즐겨 먹는 게 좋다. 음주와 흡연, 비타민 A 과잉 섭취는 골밀도를 감소시키는 요인이 된다.

면역 강화 | 영양과 위생 관리에 신경 쓴다

인체는 사소한 질병이라도 병치레를 할 때마다 노화가 진전된다. 평소 손을 자주 씻고 영양이 결핍되지 않도록 비타민과 발효음식 등을 잘 먹어서 면력 능력을 높이도록 한다. 오메가 3는 면역력을 키우고 노화를 늦춘다. 달걀, 호두, 생선 등에 많이 포함되어있다. 비타민 C 역시 면역력을 강화시킨다. 꾸준한 운동으로 기력을 유지하는 것도 면역능력을 높이는 데 중요한 역할을 한다.

15

체온을 1도 올리면 병이 사라진다

사람의 체온에서 섭씨 1도의 차이는 대단히 크다. 몸에 열이 나서 '펄펄 끓는다'고 할 때도 정상 체온인 36~37℃에서 1~2℃ 올라간 정도에 지나지 않는다. 그만큼 미세한 차이에도 인체는 생리적으로 큰 영향을 받는다. 목욕물의 온도가 30℃ 이하면 차게 느끼고, 40℃만 되면 매우 뜨겁다고 느낀다. 그 이상의 뜨거움을 참으면 어느새 피부가 익어 화상을 입는다.

체온이 36℃ 이하로 내려가면 몸의 대사기능이 둔화하기 시작하며, 30℃ 근처에서는 저체온증으로 하루를 버티지 못한다. 일반적으로 사람의 몸은 어떤 경우라도 정상체온 36~37℃에서 위아래로 3~4℃ 범위를 벗어나면 위험해진다.

사람의 몸에 침투하는 병균이나 바이러스는 체온 1~2℃ 차이에 의해 쉽게 번식하거나 쉽게 소멸한다. 감기 바이러스가 침투했을 때 사람의 몸이 열을 내는 것은 바이러스를 격퇴하기 위한 방어작용 때문이다. 사람이 견딜 수만 있다면 38℃ 정도의 고열로 얼마든지 병균이나 바이러스를 물리칠 수 있을 것이다. 40℃ 이상의 온도라면 더욱 강력한 효과가 있을 것이다.

한 번은 어느 병원에서 악성 안면육종으로 치료를 포기했던 환자가 고열이 지속되는 성홍열을 앓고 나은 후 놀랍게도 암세포가 깨끗이 소멸된 것을 발견했다. 이 우연한 사건을 통해 의사들은 온열치료법으로 암도 완치될 수 있음을 알게 되었다. 문제는 인체가 조금이라도 높은 온도를 잘 견딜 수 없다는 것이다. 뇌세포와 체세포들은 열에 약하기 때문이다. 따라서 얼마나 기술적으로 인체에 피해를 최소화하면서 암세포나 병증 부위에만 열을 잘 전달하느냐가 연구과제가 되었다.

10여 년 전 미국 온타리오 암연구소는 간염과 에이즈에 감염된 환자를 대상으로 43~44℃의 고온 열탕을 이용해 바이러스를 퇴치하는 실험에 성공했다고 발표했다. 바이러스 외에 환자 몸의 손상을 어떻게 최소화하느냐가 기술적인 핵심과제였다. 이밖에도 여러 병원연구소에서 죽음을 목전에 둔 말기암 환자를 대상으로 한 제한적이고 실험적인 열 치료가 여러 가지 방법으로 시도되었다.

암 치료에 사용되는 방사선치료나 고주파, 초음파치료법 등은 기본적으로 열을 이용하는 치료법이다. 체세포에 피해를 주지 않는 다양한 방법으로 암 부위에 열을 전달하여 암세포를 퇴치하는 것이 기술이다. 지금은 비교적 안전한 열전달 기술이 많이 개발되어 암 치료 의술이 크게 향상된 것으로 보인다.

대중사우나나 피부관리실 같은 곳에서 흔히 사용하는 빨간 빛의 적외선기기도 염증 부위에 열을 쪼여 염증을 제거하고 통증을 완화하는 것이 핵심 원리다.

저체온은 만병의 근원

한방에서는 사람의 몸에 병이 생기는 원인을 '풍한서습조화(風寒暑濕燥火)'라는 6가지 기운의 불균형에 있다고 한다. 대개 뜨겁거나 더운 것은 바로 알아차릴 수 있어서 피할 수 있지만 '풍(바람)'과 '한(차가움)'의 경우는 아주 차갑지 않은 한 무감각하다. 시원한 바람을 오래 맞고 있거나, 서늘한 곳에 일상적으로 머물러 있으면서도 그 때문에 몸 안에 병이 생기는 것을 느끼지 못하고 있다가 중병을 얻는다. 사람에게 생기는 질병 가운데 열기보다 냉기와 관련된 질병이 훨씬 많은 것도 이 때문이다.

예를 들어 뇌졸중은 차가운 공기나 물체와의 장시간 접촉에 의해 체온이 내려가면서 생기는 응급질환이다. 그밖에 바이러스나 병균에 의해 발생하는 질병, 혈액이나 체액의 온도가 낮아져서 생기는 질병에 대해서는 저체온이 문제라는 인식 자체가 부족하다. 알고 보면 인체에 생기는 많은 질병, 즉 당뇨병, 저혈압, 심장병, 심지어 암조차도 저체온과 관련이 있다. 바깥 공기와 직접 접촉해 온도가 떨어지기 쉬운 부위인 위장과 식도, 폐, 자궁, 대장 등에 가장 흔히 암이 생긴다는 것도 우연이 아니다.

또 체온이 낮으면 혈액순환도 느려지므로 혈중 콜레스테롤이 잘 뭉치고 노폐물의 연소 · 분해가 더뎌진다. 장기의 활동도 느려져 신진대사가 원활치 않게 되므로 변비와 비만의 원인이 되기도 한다.

정상 체온을 유지하려면

운동 | 인체에서 열을 가장 잘 발생시키고 저장하는 기관은 근육이다. 근육에서 발생한 열이 혈액을 통해 몸 구석구석에 전달됨으로써 인체는 적정 체온을 유지할 수가 있다. 운동을 하지 않으면 근육에서 열을 만들어낼 수

없을 뿐 아니라 혈액순환도 느려져 체온이 떨어지는 것을 피할 수 없다.

찬 기운을 피하라 | 기온이 낮은 곳에 오래 머물거나 바람이 지나가는 길목에 머무는 시간이 많으면 몸에 냉기가 들어와 체온이 떨어진다. 저체온에 오래 방치되면 세포조직이 정상적인 대사를 멈추게 되고, 근육이 잘 뭉치며, 혈압이 떨어지고, 심장 활동도 약해진다. 뇌의 감각이 무뎌져서 정신이 혼미해지고 그에 따라 전신에 차례로 마비 증상이 찾아들게 된다. 만일 일상적으로 머무는 공간이 바람 드나드는 길목이라면 되도록 신속히 자리를 옮기도록 해야 한다.

화내지 말라 | 화를 낼 때는 머리로 열이 몰린다. 머리가 뜨거워지는 만큼 손발과 오장육부는 열이 부족해진다. 이러한 현상이 누적되면 병이 생긴다. 종일 머리만 쓰고 몸과 다리는 쓰지 않는 사람도 체온이 낮아지기 쉽다.

따뜻한 음식, 따뜻한 생각 | 따뜻한 물과 음식은 몸을 덥히는 데 가장 빠른 효과가 있다. 가슴 뭉클한 감동과 따뜻한 생각은 실제로도 인체에 온기를 준다. 좋은 생각이 인체 생리작용을 활성화하여 체온을 높이는 효과가 있다는 것이다.

16

암, 예방과 극복을 위한 건강습관

요즘 가장 흔하면서도 치료가 쉽지 않은 질병인 암에 대해서는 발병 원인이 대개 밝혀져 있다. 암의 원인이 될 수 있는 환경이나 습관을 미리 제거하고 대비한다면 암에 걸리지 않을 수 있다.

국민이면 누구나 받게 되는 국가 암 검진 프로그램에 따라 성실히 정기검진을 받고, 일상생활 속에서 암의 원인이 될 만한 습관을 개선한다면 암은 얼마든지 예방할 수 있다. 유전적 소양으로 암 확률이 높은 사람이라도 십중팔구 암을 피해갈 수 있을 것이다. 암이 나타난다 해도 조기에 발견하면 완치될 확률이 높다. 다음의 암 예방 7대 생활수칙을 살펴보고 스스로 노력이 부족하지는 않은지 점검해보자.

암 예방을 위한 생활수칙

금연 | 담배는 많은 발암물질이 포함되어있어 폐암의 첫 번째 원인 중 하나로 꼽힌다. 이밖에도 구강암, 신장암, 방광암, 췌장암, 식도암, 기도암,

자궁경부암 등 다양한 암 발생에 영향을 준다. 내뿜은 연기를 들이마시는 간접흡연은 직접흡연보다 암 발생 위험을 20~30% 높이는 것으로 알려져 있다.

절주 | 소량의 술이 건강에 도움이 된다고 하지만, 어느 누구도 많은 양의 음주를 권하지는 않는다. 하루 적정선은 주종을 불문하고 2잔 이하. 술에 약한 사람은 1잔 이하 또는 금주가 좋다. 과음이나 습관적인 음주는 간암, 구순암, 인두암, 식도암, 유방암 등의 발생 원인이 될 수 있다.

균형 잡힌 식사 | 짠 음식은 위암 가능성을 높이고, 불에 탄 고기는 유전자 변형을 일으키는 발암물질이 함유되어있으니 피하도록 한다. 과일과 채소를 충분히 먹어 영양의 균형을 맞추는 것도 중요하다. 하루 필요량의 비타민을 꾸준히 섭취하면 거의 모든 종류의 암을 막는 데 도움이 된다.

체중관리 | 비만은 대장암, 유방암, 자궁내막암, 신장암, 식도암 등의 위험을 증가시킨다. 규칙적인 운동은 대장암, 유방암과 심혈관계질환, 당뇨병 등을 예방한다. 일주일에 5회, 하루 30분 이상의 운동을 유지한다.

질병관리 | B형간염은 간암 발생과 깊은 연관이 있다. 예방접종으로 B형간염을 95% 이상 막을 수 있다.

건전한 성생활 | 성을 매개로 감염되는 바이러스가 자궁경부암은 물론 구강암, 인후두암, 피부암, 간암 등을 유발할 수 있다.

암 검진 | 초기 암은 비교적 치료하기가 쉽다. 정기적인 암 검진을 소홀히 여기지 말자.

암 극복을 위한 생활수칙

일단 암 또는 암으로 발전될 수도 있는 각종 종양 등이 발생했을 때는 건강관리에 더욱 신중하지 않을 수 없다. 암은 더 이상 죽을 병이 아니다. 공포감에 사로잡혀 좌절하기 전에 침착하게 상황을 받아들이고 이를 극복할 의지를 가져야 한다. 의사의 치료와 처방, 권고사항 외에도 생활 가운데서 스스로 지키면 암 극복에 도움 되는 몇 가지 권고사항들이 있다.

명상 | 마음을 비운다는 것은 암에 대한 걱정마저도 잊어버리는 것이다. 마음 비우기는 암과의 싸움을 치르는 사람에게 필수적인 조건이다. 그 수단으로 명상이 좋다. 암 발생 후 꾸준히 명상을 하는 사람들은 그러지 않는 사람들에 비해 사망률이 절반 수준으로 낮다고 한다. 명상 자체가 면역력을 강화시켜 치료 효과를 높인다는 연구결과도 있다.

즐거운 마음 | 웃음은 불안과 초조로부터 자기 마음을 구제할 뿐 아니라 몸 안에 면역체계를 활성화시켜 암을 이기는 데 도움이 된다. 코미디를 보면서 즐겁게 웃고 난 뒤에는 면역세포가 활성화된다. 웃음치료를 포함한 정신적 치료를 병행할 때 말기암 환자들의 수명 연장 효과가 배로 높아졌다고 한다.

충분한 숙면과 휴식 | 암은 몸속 불순물이나 노폐물, 산화물질들을 제대로

제거하지 못해서 생긴 병이다. 몸이 방어기능을 제대로 못 하는 원인 중 첫 번째로 피로가 꼽힌다. 특히 심야시간대의 숙면은 인체 스스로 손상된 세포를 제거하고 면역기능을 회복하는 데 매우 중요하다. 깨어나는 시간이 새벽이든 좀 늦은 시간이든 상관없지만, 밤 11시 이후엔 무슨 일이 있어도 잠자리에 들도록 한다.

햇볕 | 밤에 잘 자기 위해서는 낮에 충분히 햇볕을 많이 쬐는 것이 좋다. 햇볕을 잘 쬐면 송과샘이 활성화되어 정신적 여유가 생긴다. 또 면역을 주관하는 멜라토닌 생성이 활발해지는데, 멜라토닌은 면역력 증강뿐 아니라 효과적인 수면에 도움이 되어 숙면 → 면역력 증강 → 치유력 강화의 선순환을 만들어낸다.

숲길 걷기 | 햇빛과 맑은 공기, 운동이라는 3박자가 고루 갖춰진 등산이나 숲길 걷기는 종합비타민과 같다. 여명이 얼마 남지 않았다는 말기암 진단을 받은 후 숲으로 들어가 건강을 회복한 사람들이 생각보다 많다. 숲길 걷기는 20분만으로도 스트레스 해소와 맥박 안정 효과를 나타낸다. 이밖에도 우울증 완화와 친 사회적 행동 증가, 집중력 향상 등 긍정적 영향들이 입증됐다. 그들 대부분은 숲길에서 맨발 걷기도 병행하고 있다.

암세포는 몸속에 산소가 부족할 때 더욱 빠르게 증가한다. 숲길을 걸을 때는 풍부한 산소와 함께 나무에서 발산되는 저항물질 피톤치드가 함께 몸에 흡수되므로 암세포를 감소시킨다. 몸에서 땀이 날 정도의 운동은 역시 열에 취약한 암세포를 억제하는 데 효과가 있다.

17

치매를 예방하는 생활 패턴

치매로 인해 나타나는 현상은 다양하다. 공통적으로는 기억력, 사고력, 이해력, 판단력, 자제력, 계산능력, 언어능력, 인지능력이 떨어지고 시간과 공간개념을 상실하거나 심각히 저하되는 특징이 있다. 사회적 관념들이 파괴되어 무분별한 행동을 하기도 쉽다. 노화의 한 현상으로 일어나지만 누구에게나 일어나는 게 아니며, 유전적 소양이 있고, 사회적 고립감이나 우울 · 낭패감 등에 의해 촉진되기도 한다. 의학연구가 활발히 진행되어 이제 치매의 발생 원인과 기전이 여러 측면에서 밝혀지고 있지만, 한번 손상된 뇌세포를 회복시키는 치료법은 아직까지 그리 희망적이지 못하다. 다만 진행을 억제하는 훈련이나 약물치료가 실험적 단계에서 조금씩 진전되고 있는 정도다. 그러니 무엇보다 예방에 최선을 다하는 게 중요하다.

치매를 예방하는 생활전략

사회적 활동 | 정신노동이든 육체노동이든 정신적 긴장을 동반하는 일을

하고 있는 동안에 갑자기 치매가 오는 일은 드물다. 스트레스가 크지 않으면서 지속적으로 책임감을 가지고 할 수 있는 일이라면 치매 예방에 도움이 된다. 나이나 성별을 가리지 않는 폭넓은 교우관계, 다른 사람들과 어울려 할 수 있는 취미활동이나 봉사활동도 좋다. 부부, 자녀, 친구, 이웃 등 가까이에 자주 어울릴 대상이 있어야 유리하다. 이성친구들이 있으면 아무래도 긴장감이 생기고, 깔끔한 노년을 가꾸는 데 도움이 된다.

신체 운동 | 꾸준한 운동은 두뇌의 균형감각과 운동신경이 퇴화되는 것을 막고 두뇌의 활력 유지에도 도움이 된다. 걷기와 자전거 같은 유산소운동은 풍부한 산소공급으로 뇌세포를 보호하고 바깥에서 햇볕을 쬘 기회를 늘어나게 해 우울증 예방에도 좋다. 평소 손을 사용하는 운동도 많이 하자. 손운동은 전신으로 향하는 뇌의 신경 시스템을 자극해 퇴화를 막아준다.

두뇌 운동 | 벅차지 않을 정도의 정신노동도 병행한다. 바둑이나 장기같이 머리를 써서 승부를 겨루는 게임도 좋고, 퍼즐이나 퀴즈를 푸는 것도 좋다. 특히 여럿이 어울리는 게임은 그 과정이 일종의 사회적 활동이므로 장점이 많다. 독서와 언어훈련은 논리력과 추리력을 유지시키고, 음악 연주는 신경세포의 퇴화를 막아준다. 특히 이러한 취미생활을 매개로 남들과 어울리거나 대화할 기회를 만들 수 있다면 더욱 바람직하다.

정신적 안정 | 정신적 스트레스나 갑작스러운 충격은 무리한 정신적 피로를 수반한다. 일시에 급격한 에너지 소비가 일어나 몸의 기운이 빠르게 쇠퇴하고 뇌세포를 손상시켜 치매가 촉진될 수 있다. 낙천적이고 긍정적인

마음가짐도 중요하다. 큰 상실감과 낭패감, 후회, 분노, 고독과 고립감은 정신적 에너지를 크게 저하시키는 스트레스로 작용한다. 예를 들면 노인들이 보이스 피싱이나 사이비종교 같은 사탕발림에 의해 피해를 입는 경우, 그 자존감의 상처는 낭패감과 분노의 감정으로 이어지며 급성 치매가 나타나는 사례도 적지 않다.

건강 식단 | 음주 · 흡연량을 줄이고 적게 먹는다. 영양의 균형을 고려하여 신선한 과일과 채소를 통해 비타민을 많이 섭취하며, 두뇌 생성물질인 비타민 보충에도 신경 쓴다. 항노화식품을 꾸준히 섭취하도록 한다.

기억력을 고수하는 생활습관

나이가 들면 기억력이 떨어지는 건 자연스러운 현상이다. 기억력 감퇴가 치매로 곧장 이어지는 것은 아니지만, 아무래도 뇌기능의 저하를 뜻하는 것이므로 무심히 방치해서는 안 된다. 기억력의 쇠퇴가 느껴지기 시작하면 기억력 회복과 치매 예방을 위한 적극적인 노력이 필요하다.

숙면 | 그날 습득한 경험과 정보를 제대로 기억하기 위해서는 최소한 6시간의 숙면이 필요하다고 한다. 사람의 두뇌는 그날 얻은 지식과 정보들을 잠자는 동안 정리하여 저장한다. 밤 12시 이전에 잠드는 것이 가장 좋다.

한두 잔의 반주 | 현대 과학의 연구에 따르면, 하루 한두 잔의 와인은 실제로 기억력 향상에 도움이 된다고 한다. 뇌에서 기억을 받아들이는 수용체가 약간의 알코올에 의해 활성화되기 때문이다. 레드와인이든 우리 전통

과일주나 약주든, 흔히 마시는 술에는 대개 폴리페놀을 비롯해 다양한 건강 성분들이 들어있다. 과음은 물론 역효과를 내게 되므로 그야말로 '약을 먹는' 자세로 과유불급이 되지 않도록 해야 한다.

커피 | 프랑스 국립의학연구소 연구에 따르면 평소 커피를 하루 3잔 이상 마시는 사람은 기억력 저하 현상이 적다고 한다. 커피의 카페인은 중추신경을 자극하고 뇌의 의식조절 장치에 영향을 미쳐 기억력을 향상시킨다.

메모 | 사람의 뇌는 제대로 각인된 기억을 무제한 저장할 능력이 있지만, 단기기억의 저장능력에는 한계가 있다. 노년의 기억력 감퇴는 오래된 기억보다 단기기억이 먼저 취약해지는 특성을 보인다. 이런 문제는 메모하는 습관으로 어느 정도 보완할 수가 있다. 손으로 직접 메모하는 과정에서 머릿속에 내용이 각인되어 기억력이 강화되는 효과가 있다. 머릿속에 하나의 이미지로 저장이 되어 기억을 빠르게 되살리는 데도 도움이 된다.

독서 | 화투나 바둑 같은 단순 게임보다 독서가 더 좋다. 여러 개의 스토리를 전후 맥락을 따져가며 읽게 되므로 단기기억을 장기기억으로 전환시키는 과정을 반복하게 되어 기억력 증진에 도움이 된다.

걷기 | 걷기운동은 운동 경추를 자극해 뇌혈류를 활발하게 하므로 기억력 회복과 유지에도 도움이 된다. 유산소운동으로서 공원 같은 곳을 걷는 동안에는 뇌에 맑은 산소를 공급하는 효과도 동시에 거둘 수 있다. 하루 한 번 이상 1시간 정도의 걷기를 생활화하면 좋다.

18

내 몸에 약이 되는 생활의 지혜 45가지

누구나 알고 있는 것 같지만 막상 실천하지 않는 것이 건강 관련 정보들이다. 일상생활 속에서 '이러면 좋다', '저러면 좋다' 하는 얘기는 흔히들 주고받지만 들은 얘기를 하나라도 실천하는 사람은 그 절반도 되지 않는다.

여기 모아놓은 건강 관련 생활의 지혜들은 대부분 상식에 속하는 것이지만, 지금까지 그저 듣고 흘려버린 내용이 있다면 다시 한번 숙고해보자. 수만 가지 건강 정보를 알고 있더라도 한두 가지라도 제대로 실행하여 그 효과를 경험한 사람이라야 진정 지혜로운 사람이다.

질병과 건강관리

1 피로를 느낄 때는 쉬어라. 피로가 누적되면 병이 생긴다.

2 여름철 졸음은 억지로 참지 마라. 뇌빈혈의 원인이 된다.

3 병에 걸렸을 땐 빨리 고치려고 서두르지 마라.

4 투병 중 분노를 품는 것은 몸에 독이 되며, 가장 경계해야 할 적이다.

5 투병 중이라도 마음에 평화가 있으면 이미 70%는 이기고 있는 것이다.

6 비관은 이미 병에 지고 있는 것이다.

7 믿음은 힘이라는 것을 잊지 마라.

8 재발은 대개 회복기의 잘못에 있다. 병이 나았더라도 일정 기간은 겸손하게 관리를 지속해야 한다.

9 심한 운동이나 노동으로 몸에 열이 나 덥더라도 갑자기 찬 바람을 쐬지 마라.

10 약은 너무 많은 종류를 함께 먹지 말고, 주사도 한꺼번에 많이 맞지 마라.

11 병이란 대개 상상 때문에 더 악화한다는 것을 잊지 마라.

12 땀 흘린 뒤에는 18시간 이내에 소금을 보충해야 한다.

13 환자의 머리맡에서 다른 사람의 죽음에 관한 이야기를 하지 마라.

식생활

14 밥을 국이나 물에 말아 먹지 마라.

15 하루 중 몇 번이라도 신선한 생수를 마셔라.

16 뇌를 많이 쓰는 사람은 뇌에 영양을 공급하는 식품을 자주 섭취하라.

17 단식할 때는 물을 틈틈이 마시고, 빈속으로 잠자리에 들지 마라.

18 몸 상태에 따라 한 달에 1~2일, 혹은 3일 정도 염분 섭취를 끊어본다.

일상 속의 청결 관리

19 코를 너무 강하게 풀지 마라.

20 노력하지 않아도 몸이 저절로 규칙적인 생활을 할 수 있도록, 평소

불규칙한 습관을 만들지 마라.

21 냉수욕만 하지 마라.

22 온욕만 하지 마라.

23 손톱, 발톱에 때가 끼게 하지 마라.

24 입안을 청결하게 유지해라.

25 입에서 악취가 나면 즉시 제거한다.

26 발을 적어도 하루에 한 번 냉수로 깨끗이 씻는다.

27 양쪽 발목의 굵기에 차이가 있는지 살핀다.

28 발목에 문제가 있을 경우, 목의 반대쪽 임파선이 부어있음을 잊지 마라.

일상 속의 마음관리

29 만족감을 갖고, 불만스러운 것을 많이 생각하지 마라.

30 꾸준히 기다리면 좋은 때가 온다는 것을 잊지 마라.

31 한 공기의 밥도 감사하고 먹어라.

32 쓸데없는 걱정을 하지 마라.

옷과 수면

33 평상시 옷을 되도록 두껍지 않게 입는다.

34 모직류가 직접 살에 닿도록 입지 마라.

35 모직양말과 모자는 땀의 배출과 체온의 순환을 방해한다. 특히 여름에는 체온을 높여 변비 증상을 악화시키고 발의 고장을 부추길 수 있다.

36 뒷굽이 높은 구두를 신지 마라.

37 잠잘 때 옷을 두껍게 입지 마라.

38 요는 너무 푹신하거나 두껍지 않게, 이불은 너무 무겁거나 두껍지 않게.

39 베개는 너무 말랑하지 않은 것으로 한다.

40 너무 찬 실내에서 자지 마라.

41 하루 6시간 이상 숙면을 취한다.

주거환경

42 거실은 되도록 열어두고 햇빛이 들어올 때는 가리지 마라.

43 비 오는 날이나 바람이 세게 불 때는 거실 창문을 열어두지 마라.

44 하루 중 수십 번 창문을 열거나 밖으로 나가 신선한 공기를 마셔라.

45 몸을 많이 쓰지 않은 날에는 잠자기 전 스트레칭을 충분히 한다.

19

건강검진과 결과 통보서 읽는 법

국민건강보험에 가입되어있는 사람은 누구나 정기적인 종합검진을 받게 되어있다. 학생이나 직장, 단체 조합에 가입된 경우는 정기검진을 빼먹을 수가 없지만, 그렇지 않은 경우 특별히 병원 갈 일이 없는 한 정기검진 자체를 잊고 살 수도 있다. 20세에서 64세까지 건강보험 가입자는 누구나 정기검진을 무료로 받게 되어있다. 검사주기는 2년인데, 비사무직인 경우는 매년 받게 되어있다. 검진 통지표가 없더라도 건강검진 지정 의료기관에서 주민등록번호를 대면 당해 연도에 검진 대상인지 여부를 바로 알 수 있다.

정기검진에서 검사하는 항목

종합검진 때마다 실시하는 공통검사항목 외에도 성별 연령별로 일정 주기마다 추가되는 검사들이 있다. 예를 들면 B형간염 검사와 치면세균막 검사는 40세, 정신건강검사(우울증)는 20세부터 매 10년마다, 생활습관 평가는 40세부터 매 10년마다, 인지기능검사는 66세 이후 2년마다 추가된다. 콜레스테롤 평가와 골다공증(여성), 노인 신체기능 검사 등의 맞춤검사 항목도 있다.

이밖에 영유아 건강검진과 암 검진은 별도로 운영되는데(무료), 암 검진의 경우 일반 검진을 받을 때 함께 받으면 된다. 암 검진은 종목마다 주기가 다르다. 위암 검진은 2년 단위로 내시경검사 또는 조영검사를 선택해 받을 수 있고, 50세가 넘으면 대장암 검진(분변검사)을 해마다 받을 수 있다. 여성의 경우 20세부터 2년마다 자궁경부암(세포검사), 40세부터 2년마다 유방암(촬영검사) 검진이 추가된다. 간암 검진은 40세 이상 고위험군(간질환 병력이나 일반검진 시 항체 양성인 경우)에 대하여 6개월 간격으로, 폐암 검진은 54~74세 사이의 고위험군(장기흡연 및 금연 15년 이내인 경우)에 대하여 2년마다 제공된다.

검진결과 통보서 읽는 법

정기검진을 받고 나면 15일 이내에 검사기관으로부터 '건강검진 결과 통보서'라는 게 온다. 검진을 빼놓지 않고 받는 것도 중요하지만, 검사 결과 어떤 문제가 있는지 혹은 안심해도 되는지를 잘 이해하는 것도 중요하다. 통보내용을 이해하지 못한다면 아침까지 굶고 가서 검사를 받은 일이 무의미해질 것이다.

검진결과 통보서는 5가지 항목으로 구성되어 있다. 첫 장의 ①'종합소견'에 특히 주의해서 봐야 할 항목이 미리 표시되어 있다. 잘 살펴보고 '의심항목'에 해당되는 부분을 뒤에 나오는 상세항목에서 잘 찾아 읽도록 한다.

상세항목은 ②계측검사 ③혈액 및 소변검사 ④영상검사 ⑤심뇌혈관

질환 등으로 구성되어 있는데, 이중 계측검사와 혈액 및 소변검사 항목에서 살펴볼 요령은 다음과 같다.

계측검사 결과

키와 몸무게를 바탕으로 한 체질량 지수와 비만 여부, 시각 · 청각 여부와 고혈압 여부가 담겨있다. 만일 통보서에 보다 정밀한 전문의 진단을 받아 보라는 내용이 기재되어 있다면 관심을 가져야 한다. 다소의 이상 소견이 나왔더라도 그것이 반드시 질환이 생겼다는 증거는 아니므로 너무 두려워할 필요는 없지만, 주의하라는 내용을 무시해서는 안 된다.

혈압 | 특히 중장년 이후에는 혈압의 변화를 가볍게 보아 넘기지 말아야 한다. 고혈압, 동맥경화 등 심혈관계 건강상태를 가장 먼저 보여주는 신호이기 때문이다. 수축기 혈압이 140mmHg 이상, 이완기 90mmHg 이상이면 '고혈압 의심' 소견이 붙는다. 조금 높은 수축기 140~159, 이완기 90~94는 의사나 전문가들의 조언을 받아 혈압관리를 해야 하는 단계이며, 최고 범위가 160을 초과하면 치료를 시작할 수도 있는 단계로, 반드시 전문의를 찾아가 봐야 한다. 사람에 따라 체질적으로 평균치보다 다소 높거나 낮은 경우도 있고, 검진 당시의 일시적 현상으로 비정상 수치가 나올 수도 있으니 수치만 보고 혼자서 위험 여부를 속단해서는 안 된다.

체질량지수(BMI) | 비만 여부를 판단할 수 있는 지표로, 자신의 체중(kg)을 키(cm)의 제곱으로 나눈 값을 지수화한 것이다. 예컨대 체중 62kg, 키 172cm인 사람의 BMI는 20.96이다. BMI가 23 이상이면 과체중, 25 이상

은 비만, 30 이상은 고도비만으로 구분한다. 40이 넘으면 반드시 의사와 상의해야 한다.

혈액검사와 소변검사 결과

혈액과 소변을 통해 빈혈, 당뇨, 이상지질혈증, 신장질환, 간장질환, 요단백 등의 여부를 밝혀낸다. 이 항목에 그 결과가 표시되어 있다.

헤모글로빈(빈혈) | 빈혈과 심혈관계질환 여부를 파악하는 데 중요한 지표다. 헤모글로빈 함량은 남성 13~16.5(g/dL), 여성 12~15.5가 표준이다. 여기 못 미치면 빈혈이 의심되고 드물게 백혈병, 관절염의 가능성이 있다. 이보다 많으면 혈액이 걸쭉해져 심근경색 등 심장질환과 뇌경색 위험이 높아진다.

혈당(당뇨) | 당뇨병 여부를 알아보는 지표가 혈당으로, 혈액 속 포도당의 농도를 의미한다. 공복 상태에서 농도가 70~100(mg/dL)이면 정상, 126를 넘으면 당뇨병을 의심해볼 수 있다. 공복 때 혈당지수 101~125는 식이요법과 운동 등 적극적인 대책으로 예방 활동을 시작해야 한다.

콜레스테롤(이상지질혈증) | 콜레스테롤은 몸 안의 기름기를 의미한다. 세포벽을 만들고 호르몬 합성에 원료가 되는 등 필수적인 물질이지만 양이 과다하면 피의 점도를 높여 혈액의 흐름을 늦추고 실핏줄을 막히게 하며 혈관 벽에 달라붙어 동맥경화, 고혈압을 일으키는 원인이 된다. 대체로 밀도가 높은 고밀도콜레스테롤(HDL)은 저밀도콜레스테롤(LDL)에 비해 안전

하므로 HDL 비중을 높이고 LDL을 줄이는 방향으로 혈압관리를 해야 한다. 보통 성인의 혈중 LDL 농도는 130(mg/dL) 이하, HDL은 60 이상을 유지하는 것이 좋다. 이밖에 몸 안에서 합성되는 중성지방(트리글리세라이드)도 있는데, 150 미만이 정상범위다. 만약 혈중 LDL 농도가 170을 넘으면 즉시 육식과 음주를 피하고 적절한 운동으로 관리를 시작해야 한다.

간장질환 | AST(SGOT) · ALT(SGPT) 감마지티피(γ-GTP)는 간에 존재하는 필수효소의 양을 보여주는 것으로, 간염 여부를 알 수 있는 대표적인 지표다. 일반적으로 AST는 40U/L, ALT는 35U/L 이하가 정상이며, 수치가 이보다 높으면 간 기능의 이상을 의심해봐야 한다. 정상치의 3~20배일 때는 급만성 간염과 알코올성 간질환 등을, 20배 이상이면 급만성 간염이나 바이러스성 간염을 의심할 수 있다. 감마지피티(γ-GTP)는 간 세포내 쓸개관에 존재하는 효소를 나타낸다. 8~35 범위(남성은 63 이하)를 정상으로 본다. 수치가 더 높아지면 지방간의 가능성도 있다. 그러나 간 효소의 수치들은 검진 당시의 컨디션, 스트레스나 과음 등으로 인해 일시적으로 변동될 수도 있기 때문에 단 한 번의 측정치만으로 상태를 결론지을 수는 없다. 일단 정상범위를 벗어났다면 전문의를 찾아가 상담을 받을 필요가 있다.

신장(콩팥) | 신장의 상태를 나타내는 지표는 요산도와 요단백, 요잠혈 등의 결과로 표시된다. 소변에서 당이 검출되면 당뇨병이나 임신, 단백질이 검출되면 신장염 · 고혈압 · 기립성 단백뇨 등의 가능성이 있다. 소변에서 혈액이 측정되는 것이 요잠혈인데, 헤모글로빈증이나 신부전, 요로결석, 심

장질환에 대한 추가 조사가 필요하다. 소변의 산성도(요산도)는 Ph 5.5~7.5가 정상이며, 산성이 강하면 임신 · 발열 · 생리 등을, 알칼리성이 강하게 나타나면 요로감염을 의심해볼 수 있다. 소변 상태가 모두 정상인 경우는 요당, 요단백, 요잠혈 항목이 모두 '음성'으로 표시된다. 어느 한 가지라도 '양성' 판정이 있을 때는 반드시 재검진을 통해 원인을 확인해야 한다.

2장

건강을 지키는 식사법

20

음식이 곧 약이다

'약과 음식은 근원이 같다(藥食同源)'는 말을 자주 듣는다. 동양의학의 전통에서 나온 말이지만 서양의학의 뿌리도 다르지 않다. 서양에서 의학의 아버지로 불리는 고대 그리스의 히포크라테스 어록에도 '음식을 약처럼 쓰고, 약을 음식처럼 쓰라'는 말이 남아있다.

우리가 약이라고 부르는 것들은 본래 자연에서 채취된 것들이다. 약으로 쓰이는 재료 대부분은 음식 재료로도 사용된다. 쑥이나 생강이 좋은 예다. 쑥은 많은 한약 처방에 사용되는 재료지만 음식 재료로도 아주 흔하게 사용된다. 생강은 음식을 만들 때 양념으로 쓰이는 향신료인데, 생강 말린 것은 약 처방에도 많이 이용된다. '약방의 감초'라는 속담 속의 감초 또한 향신료로 많이 쓰인다. 이처럼 요리재료이면서 약재가 되는 식물은 무수히 많다.

만약 혈압이나 당뇨병과 같은 질환을 얻어 약을 먹게 된 사람이 약재에 포함되는 재료들을 평소 식탁에서 자주 음식으로 만들어 먹거나 차로 마시는 습관을 갖고 있었다면 어땠을까. 평소 자신에게 잘 어울리는, 그리고 필요한 음식을 고루 챙겨 먹어서 자연스럽게 건강을 관리하는 것이 바로 약식동원이란 말의 취지일 것이다. 그러려면 우리가 일상적으로 먹는 식재료가 어떤 성질을 갖고 있는지를 알아두는 것이 좋다.

같은 식물이라도 약으로 먹을 때와 음식으로 먹을 때의 형태는 다르다.

어떻게 먹으면 약이 되고 어떻게 먹으면 음식이 되는 것일까. 동의보감에 각 식물의 맛과 성질을 다룬 부분이 있는데, 여기에 '맛보다 기운을 중시해서 먹는 것이 약이요, 기운보다 맛을 중시하는 것이 음식이다'라는 말이 나온다. 같은 재료라도 맛보다는 그 기운을 골라서 먹는 것이 약이고, 기운보다는 맛을 중심으로 골라 먹는 것이 음식이라는 뜻이다.

같은 재료라도 약으로 먹을 때는 불에 오래 달여 진한 탕약으로 마신다. 필요한 성분을 최대한 우려내 빠른 효과를 얻기 위해서다. 그러나 음식으로 만들 때는 맛이 순한 식재료들과 함께 상대적으로 짧은 시간에 익혀 먹는다.

'동의보감 건강 10훈'에 '소후다박(少厚多簿)'이라는 원칙이 있다. 이미 병을 얻은 뒤 진한 약을 달여 먹는 것보다 자신에게 필요한 식품들을 평소 자주 음식이나 차로 만들어 엷게 섭취하는 것이 건강관리나 질병관리 차원에서 바람직하다는 말로도 해석해볼 수 있다. '몸을 편안히 하는 근본은 음식에 달려있고, 질병을 치료하는 것은 약에 달려있다'는 말도 있다. 자신의 건강특성이나 체질을 알아서 평소 유익한 성분의 음식을 자주 먹는 것은 건강관리 차원에서 바람직한 일이다.

21

불변의 '슈퍼 푸드' 15가지

슈퍼 푸드는 영양가가 높고 건강에 좋은 특정 성분들을 뚜렷이 가지고 있어서 건강식품으로서의 효율성이 높은 식품을 가리킨다. 하지만 어떤 것은 단지 상술에 의해 효능 소개가 너무 과장돼 있고, 어떤 것은 정보가 왜곡돼 있기도 하다. 유럽연합은 건강식품의 과장 광고를 막기 위해 다음과 같은 엄격한 규정을 부여했다. '분명하고 정확하며 과학적인 증거에 기초하지 않은 어떤 식품에도 '슈퍼 푸드'라는 말을 라벨에 추가할 수 없다.'

그럼에도 슈퍼 푸드로 불리는 식품들은 여전히 살아남았다. 유럽 내에서는 규정된 자격 기준을 통과해 '슈퍼 푸드', '슈퍼 과일', '슈퍼 곡물'의 라벨을 붙인 건강 식자재들이 2011년부터 2015년까지 202%나 더 팔려나갔다. 예를 들어 1920년대에 최초의 슈퍼 푸드로 소개된 열대과일 바나나는 1백년이 가까운 지금까지도 여전히 세계적 슈퍼 푸드 목록에 포함되어 있다. 이후 간혹 목록에서 삭제된 식품도 있지만, 아보카도나 블루베리처럼 새로 추가된 식품들도 있다. 엄격한 국제적 기준을 통과한 슈퍼 푸드를 알아본다. 2022년까지 업데이트된 최신 버전이다.

1. 아보카도 : 버터를 대체하는 불포화지방 식품

현대 서구인들은 토스트에 동물성 버터 대신 잘 익은 아보카도를 바르는 경향이 있다. 아보카도에는 혈압과 혈당 조절에 관여하는 마그네슘과 외에 식물성 지방인 고도불포화지방, 단일불포화지방이 섬유질과 함께 들어 있다. 미국심장협회는 버터의 포화지방을 아보카도와 같은 식품의 불포화지방으로 바꾸는 것이 심장질환 예방에 좋다고 권고한 바 있다.

2. 석류 : 소문이 덜 난 심장 도우미

여성호르몬의 대명사로 널리 알려져, 여성호르몬 외의 효능이 가려지고 있으나, 2018년 유럽에서 발행되는 과학 매거진 〈프론티어즈〉에 발표된 기사에 따르면 석류는 심장을 강화하고 심혈관질환을 예방하는 훌륭한 건강보조식품이 될 수 있다.

3. 블루베리 : 당뇨병, 심장병, 알츠하이머 등에 저항력

블루베리를 필두로 거의 모든 식용 열매(Berries)들이 슈퍼 푸드에 해당한다. 블랙베리, 크랜베리, 라즈베리, 스트로베리(딸기) 등은 포함된 영양소가 다르지만, 공통적으로 칼로리가 낮고 섬유질은 풍부하며, 암을 유발하는 활성산소를 줄이는 항산화제가 가득하다. 2019년 영양학 보고서에 따르면, 특히 안토시아닌 색소가 가득한 블루베리는 당뇨병과 심장병, 알츠하이머 같은 퇴행성 질환의 위험을 낮추는 강력한 항산화제 역할을 한다.

4. 브로콜리 등 십자형 채소 : 암과 심장마비 예방 효과

브로콜리 등 십자형 꽃잎을 가진 채소들은 암의 위험을 낮추고 심장마비와 뇌졸중을 예방하는 등 효과가 여러 연구에 의해 알려져 있다. 브로콜리, 청경채, 콜리플라워, 양배추, 마카 등이 여기에 해당한다. 2017년 기능식품 저널에 발표된 동물실험 연구결과에 따르면 섬유질이 풍부한 십자형 채소들은 내장에서 건강한 박테리아의 균형을 도와 궤양성 대장염과 크론병 같은 소화기 질환의 예방에도 도움이 된다.

5. 등 푸른 생선 : 심장질환 줄이는 오메가 3가 풍부

생선류는 단백질이 가득하고 건강 지방인 오메가 3 지방산이 풍부하다. 미 국립보건원(NIH)이 인정한 한 연구에 따르면 해물에서 얻는 오메가 3(EPA와 DHA)가 아마씨나 견과류에서 나오는 알파 리놀렌산(ALA)보다 인체에 더 효과적으로 작용한다. 전반적으로 오메가 3는 심장마비와 뇌졸중 위험을 줄이고, 우울증을 완화하며, 유아의 성장발달을 돕는다. NIH는 오메가 3의 섭취를 위해 연어, 정어리, 고등어, 청어 등의 생선을 매주 최소 2인분 이상 먹을 것을 권고했다.

6. 마늘과 양파 : 혈압 진정, 항균 항바이러스 효과

알리신 성분을 가진 파, 마늘, 양파, 부추 등을 알리움(Allium) 채소라 부른다. 알리신은 강력한 항균 항바이러스의 힘을 제공하고, 2019년 식품영양학회지의 보고에 따르면 암 예방에도 좋다. 특히 마늘은 당뇨병, 고지혈증, 고혈압이 있는 사람들에게 도움이 될 수 있다.

7. 버섯 : 전통적인 건강 장수식품

수 세기 동안 인류의 슈퍼 푸드로 여겨져온 버섯은 최근 연구에서 항균·항산화·항염증의 특성들이 하나씩 밝혀지고 있다. 특히 약용버섯으로 알려진 일부 버섯들은 민간요법에 활용되는데, 최근 유방암 치료에서 유망한 데이터가 산출되었다고 종양학회지에 보고되었다.

8. 호두 등 견과류와 씨앗들 : 식물성 단백질과 비타민, 미네랄

견과류와 씨앗류는 강력한 단백질 공급원이다. 아몬드나 캐슈너트, 브라질너트뿐 아니라 거의 모든 견과류와 씨앗류에는 양질의 지방과 섬유질 단백질이 풍부하다. 견과류에 든 지방은 오랫동안 포만감을 유지시켜 과식을 줄이는 효과가 있어 체중 증가와 비만의 위험이 있는 식습관을 바꾸는 데 도움이 된다. 2017년 발표된 식품영양 논문에 따르면 호두는 특정한 종류의 암 예방에 도움 되는 항산화 작용이 있는 것으로 밝혀져, 슈퍼 너트 목록의 첫머리에 꼽을 만하다.

9. 녹색 잎채소 : 대장암 예방에 역할

초록의 잎채소들은 빛이 어둡고 짙을수록 비타민 C를 비롯해 더 많은 영양소를 지닌 것으로 보는 학자들이 많다. 시금치, 양상추, 케일, 루콜라, 배추 등 녹색 식물들은 왕성한 엽록소에 의해 그 색이 발현된다. 미국 암 연구소에 따르면, 어두운 녹색에서 발견되는 식이섬유는 대장암의 위험을 줄이는 데 유용하다. 또 다른 식물색소 카로티노이드는 몸 안의 활성산소를 물리치는 산화방지제 역할을 한다.

10. 현미 : 풍부한 섬유질과 산화방지제

인류가 고대로부터 먹어온 대다수 곡식들은 모두 슈퍼 푸드에 해당한다. 곡물은 도정기술이 발달되기 이전의 형태로 섭취해야 건강하다는 것이다. 이를테면 깨끗이 도정된 백미는 현대 곡물이고 예전 형태의 현미는 고대 곡물이다.보리, 밀, 귀리, 현미 등 영양소가 본래의 영양패키지 그대로 남아있는 통곡물을 먹는 경우 당뇨병, 암, 심장병 등 현대병을 막는 데 도움이 된다.

11. 감귤류 : 노화 및 감기 예방

오렌지, 레몬, 라임, 자몽 등 감귤류 과일의 새콤달콤한 맛은 칼로리가 낮고 수분이 높은 특성을 가지고 있다. 미국 임상영양학회지에 발표된 한 논문에서는 오렌지를 매일 먹은 50세 이상 성인들은 황반변성이 발생할 가능성이 60% 적은 것으로 나타났다. 감귤류는 특히 섬유질과 비타민 C 함량이 높아 감기 예방에도 탁월한 효능이 있다.

12. 콤부차와 김치(발효식품) : 염증성 질환 예방

콤부차는 차에 설탕을 넣어 자연 발효시킨 발효차다. 내장친화적인 생균을 제공하므로 장내 유익균을 늘려 면역력을 높이는 데 탁월한 효과가 있다. 한국의 김치도 강력한 효과가 있는 대표적인 발효식품이다. 이밖에 케피르, 미소, 사우어크라우트, 요구르트 등 세계 각 지역을 대표하는 발효식품들이 인체에 프로바이오틱스로 작용해 장내 유익균을 늘리는 데 기여한다. 요구르트에 살아있는 박테리아는 크론병, 류머티스 관절염, 궤양성 대장염과 같은 만성 염증성 질환의 위험을 줄이는 역할을 한다.

13. 다크 초콜릿 : 인지능력 향상, 심장 건강

우유나 설탕을 가미하지 않은 다크 초콜릿은 산화 방지 기능이 뛰어난 건강식품이다. 2016년 신경과학저널에 발표된 한 연구는 다크 초콜릿이 암 예방과 심장 건강, 그리고 체중감소에도 역할을 할 수 있는 산화방지제로 가득하다고 밝혔다. 2018년의 다른 연구는 다크 초콜릿을 하루 30~50그램 먹는 것은 인지능력 향상과 기억력 감퇴 방지 외에 기분을 좋게 하는 건강상의 이점을 가질 수 있다고 보고했다.

14. 고구마 : 질병 퇴치에 도움

고구마와 당근, 비트, 감자 등 영양이 풍부하고 재배가 간편하며 수명이 긴 뿌리채소들은 인체에 기본에너지를 제공하는 건강한 탄수화물로 인류와 함께 해왔다. 최근 '국제식품연구'에 발표된 보고서에 따르면 고구마는 항염 · 항산화 · 항균성 덕분에 사람의 당뇨병, 비만, 암 및 기타 질병들을 예방하는 데 기여한다. 고구마를 포함한 뿌리채소들은 글루텐이 없어 소아지방변증 환자들에게 식이요법의 훌륭한 대안이 될 수 있다는 논문도 있었다.

15. 콩류 : 고 콜레스테롤 감소에 도움

식물성 단백질이 풍부한 콩과 콩류는 동물성 식품과 달리 포화지방이 적어서 고지혈증이나 심장질환의 위험이 없다. 병아리콩, 렌틸콩, 완두콩, 풋콩 등의 다양한 영양성분은 해마다 많은 학술지 논문을 통해 거듭 확인되고 있다. 대표적인 것은 높은 수준의 섬유질과 비타민이 체중감량과 혈당수치 조절에 도움이 된다는 것이다. 콩의 종류는 수천 가지나 되는데, 모두 좋은 영양소가 가득하다. 땅콩도 빼놓을 수 없는 콩과 식물이다.

22

활성산소를 잡아주는 플라보노이드

식물에 들어있는 폴리페놀은 인체 세포의 노화를 방지하는 데 효과가 커서 식품영양학적으로 많은 관심을 받는다. 포도와 초콜릿이 노화를 늦추고 심장질환을 예방하며 면역력 증강을 돕는 것은 바로 폴리페놀이 풍부하게 들어있기 때문이다. 사과의 퀘르세틴, 카레의 커큐민, 녹차의 카테킨 등 건강에 좋은 성분들도 모두 폴리페놀인 플라보노이드의 일종이다.

플라보노이드는 식물에 널리 분포하는 생리활성물질로, 동물의 호르몬에 견줄 만한 물질이다. 안토시아닌, 플라본, 아이소플라본 등도 플라보노이드의 일종인데, 세분류는 지금까지 알려진 것만 4천여 종으로, 그 숫자는 새로운 성분의 발견으로 인해 꾸준히 늘어왔다.

플라보노이드는 다양한 색상을 지닌 천연색소(염색체) 성분으로 1970년대 이후 식물의 생리활성물질로서의 효용에 대한 연구가 활발해졌다. 그 중 대표적인 것이 플라보노이드의 항산화 기능과 세포 보호, DNA 손상 방지 효과 등이다. 이로 인해 노화 방지 및 콜레스테롤 감소, 심혈관 보호,

성인병 예방, 항균, 항바이러스, 항염증 및 항암 등 다양한 효과에 대한 연구가 잇따르고 있다.

플라보노이드는 각종 과일, 채소, 콩류, 견과류 등에 많이 들어있어 일상의 식단을 조금 바꾸는 것만으로도 섭취량을 쉽게 늘릴 수 있다.

플라보노이드는 세포를 보호해 손상을 막는 기능이 뛰어나다. 인체는 섭취한 음식물의 영양소를 몸속에서 분해하게 되는데, 이때 배출되는 활성산소가 연료를 태울 때 나오는 배출가스처럼 몸에 해롭다. 플라보노이드의 강력한 산화 방지 기능이 피로물질인 활성산소를 제거한다. 활성산소에 의한 피로와 세포 손상을 막아줌으로써 간접적으로 암 예방에도 효과가 있다.

2000년 무렵부터 플라보노이드는 사람의 두뇌 건강과 연관해서 주목받기 시작했다. 블루베리의 플라보노이드 성분은 학습 및 운동능력을 크게 향상시키고, 플라보노이드가 많이 든 과채류 중심의 식생활이 노인들의 두뇌활동을 증진시키며, 노인들의 인지능력이 감소할 위험성을 줄여주는 등의 효과가 보고되었다. 이후에도 여러 연구에 의해 플로보노이드의 항균 · 항암 · 항바이러스 · 항알레르기 및 항염증 활성 등이 보고되었다. 또한 이러한 연구는 육식을 배제한 채식주의가 건강 측면에서 충분히 가능하다는 사실을 입증해왔다. 채소와 과일을 함께 넣어 만드는 주스를 아침과 오후, 하루 두 잔씩 꾸준히 마시면 머리가 좋아지고 기억력이 감퇴하는 속도도 늦출 수 있다. 요즘 많이 유행하는 ABC 주스(사과+바나나+당근)는 혈당과 혈압을 낮추면서 맛과 영양을 다 잡는 대표적인 플라보노이드 음료라 할 수 있다.

23

건강 장수의 비결은 발효식품에 있다

세계적인 장수마을로는 내셔널지오그래픽이 선정한 5대 블루 존 외에 파키스탄의 훈자, 에콰도르의 빌카밤바, 러시아의 코카서스 등도 유명하다. 요구르트의 나라 불가리아, 고추장으로 유명한 우리나라의 전남 순창도 대표적인 장수지역이다.

이들 장수지역의 특징은 요구르트, 치즈, 김치 같은 발효음식을 즐겨 먹는다는 것이다. 이밖에도 신맛이 강한 과일과 차를 즐기고, 소식을 하며, 음악과 춤을 즐기고, 늙어서도 일을 하며 낙천적으로 산다는 공통점이 있다.

발효란 미생물의 작용에 의해서 유기물이 분해되어 인간에게 유용한 물질이 생성되는 현상을 말한다. 요구르트, 치즈, 김치, 젓갈과 같은 발효음식은 숙성되는 과정에서 유산균이 생기는데, 이 유산균이 몸속 노폐물을 제거하고 피를 맑게 해 건강 장수에 도움이 된다.

요구르트나 치즈 같은 유제품, 와인 등은 세계적으로 유명한 발효식품이다. 우리나라의 김치, 된장, 청국장, 막걸리, 젓갈류 등도 마찬가지다. 콩으로 만든 장으로 모든 음식의 간을 맞추고, 매끼 밥상에 김치를 빼놓지 않는 전통식단은 잘 알려진 한국인의 장수비결이다.

된장 청국장 : 소화흡수가 잘되는 콩 발효식품

우리의 전통 발효식품인 간장, 된장, 고추장, 청국장은 모두 콩을 원료로 만들어진다. 콩을 삶아 으깨서 메주를 만들고, 메주를 소금물에 담가 발효시켜서 간장을 만들고, 간장을 따라내고 남은 건더기에 소금을 더해서 된장을 만든다. 된장은 고혈압 · 동맥경화 · 심장병을 예방하고, 혈액의 흐름을 원활히 하며, 노인성 치매를 막고, 간 해독에도 효과가 있다는 연구결과가 밝혀졌다.

콩을 발효시켜 만든 장류 중에서 가장 간단히 만들어 먹을 수 있으면서 영양 면에서 우수한 것이 청국장이다. 청국장은 발효 과정에서 바실러스균과 같은 생리활성물질이 생성되는데, 이러한 성분이 인체의 신진대사 기능을 활성화시켜 장을 튼튼하게 하고, 장내 부패균의 활동을 억제함으로써 발암물질을 감소시킨다. 간의 해독을 돕고 숙변을 제거하는 등의 해독작용도 뛰어나다.

김치 : 세계가 인정한 최고의 발효식품

우리 고유의 발효식품인 김치는 다른 발효식품과 달리 채소를 주재료로 한 젖산 발효식품이다. 김치는 주재료인 배추나 무 등의 채소 외에도 부추, 고추, 미나리, 파, 마늘, 생강 등 갖가지 향신채소와 양념, 젓갈을 혼합함으로써 비타민과 미네랄 등 다양한 영양소를 섭취할 수 있다. 김치는 발효 과정을 거치면서 다양한 유효성분을 만들어낸다. 적당히 숙성된 김치를 먹으면 하루 필요한 아스코르브산의 80% 이상을 섭취하게 된다. 김치의 유산균은 숙성되면서 더욱 풍부해져서 장내 유해세균의 번식을 막는다. 김치의 가장 큰 장점은 항암작용으로 꼽힌다.

요구르트 : 장운동 도와 변비를 개선

유제품에 유산균을 첨가한 뒤 적절한 온도로 배양해서 발효시킨 유제품이 요구르트다. 요구르트의 생리활성물질이 장의 연동운동을 도와 설사와 변비 증상을 개선하고, 결과적으로 대장암을 예방하는 효과가 있다. 면역력을 높여 병에 잘 안 걸리고 알레르기 개선 효과도 있다. 특히 우유를 마시면 설사를 하는 유당불내증인 사람들은 요구르트를 마시면 좋다. 유당불내증은 소장의 유당분해 효소가 적어 우유를 마시면 설사 같은 이상발효 현상이 나타나는 것을 말하는데, 요구르트의 유산균은 유당을 갈락토스와 포도당으로 분해, 감소시키기 때문에 부담 없이 즐길 수 있다.

치즈 : 우유의 10배 영양이 농축된 식품

우유를 응고시켜 만드는 치즈는 보통 10배 양의 우유가 농축되어있는 영양 덩어리다. 지방, 단백질, 칼슘과 비타민 A · B_2 등이 풍부하며, 각종 유기산이 다양하게 들어있다. 치즈는 숙성 과정에서 영양분들이 인체에 소화되기 쉬운 형태로 분해되기 때문에 우유와 달리 소화흡수가 빠르다. 유당 성분이 거의 함유되어있지 않아 우유를 못 먹는 사람도 안심하고 먹을 수 있다. 치즈 속에 함유된 필수아미노산인 메티오닌은 간장의 기능을 강화하고 알코올 분해를 돕는다. 술을 마실 때 치즈를 안주로 먹으면 음주

후 두통과 구토를 막을 수 있다.

막걸리 : 요구르트 100병과 맞먹는 유산균 덩어리

우리 고유의 술, 막걸리는 몸에 유익한 유산균 덩어리다. 막걸리 1병에는 요구르트 100병과 맞먹는 7~8백억 마리의 유산균이 들어있다. 막걸리는 알코올 도수가 6~8도 정도로 낮은 데다 식이섬유가 풍부하다. 이 때문에 막걸리를 마시면 대장운동이 활발해져서 변비 예방은 물론 심혈관질환 예방 효과도 있다. 막걸리에는 비타민 B_2, 콜린, 니아신이 풍부하게 들어있다. 이들 비타민 B군은 피로 해소, 피부 재생, 시력 증진 효과가 있어 중년 이후 남성에게 막걸리가 특히 좋다. 막걸리에 풍부한 젖산, 구연산, 사과산, 주석산 등의 유기산이 피로 해소 효과를 더욱 높이는 동시에 혈액순환과 신진대사를 왕성하게 한다. 이밖에도 막걸리는 혈당을 줄이고 혈중 콜레스테롤 수치를 떨어뜨리며 알코올성 간경화증을 예방하는 건강식품으로 알려져 있다.

24

노년에 부족하기 쉬운 영양소 이렇게 보충하라

평소에 음식을 골고루 잘 먹고 매일 운동을 착실히 한다면 노화가 급격히 진행되는 일은 없을 것이다. 하지만 젊을 때와 몸이 똑같기만 할 수는 없다. 노년에는 청년기에 비해 몸이 잘 건조해지고 몸에 영양 저장능력이 떨어지는 특성이 있기 때문에, 필수 영양에 대한 계산을 좀 달리하고 식사방법도 변화를 줄 필요가 있다. 특히 입맛이 떨어지고 소화 능력이 저하된다면 원인을 잘 판단해서 그에 맞춘 식사법을 개발해야 한다.

단지 신체조건의 변화뿐 아니라 생활 패턴의 변화도 영양 조건을 젊은 시절과 다르게 만드는 요인이 된다. 젊어서는 활동량이 많은 데다 외부 활동을 하느라 다른 사람들과 어울려 외식을 자주 하게 된다. 그만큼 색다른 음식을 먹으며 다양한 영양분을 섭취할 기회가 있다. 그에 비해 노년기에는 활동도 줄고 생활에 변화가 적다 보니 늘 같은 메뉴를 반복할 가능성이 높다. 부부 또는 혼자서 같은 패턴의 식사를 지속하노라면 영양이 편중되고 먹는 일 자체에 관심이 떨어지기도 쉽다. 소화력도 줄어들고 영양분을 골고루 활용하는 생리기능도 감소한다. 그 결과 영양 상태가 불량해지기 쉽다.

영양 상태의 경고신호

체중감소나 식욕부진 등이 나타나면 적극적인 방법으로 영양보충을 해주어야 한다. 정기검진을 통해 혈중 단백질 성분(알부민)과 철분, 임파구 숫자, 콜레스테롤 수치, 빈혈 여부 등을 측정해서 영양불량을 확인할 수도 있다.

노년에 보충해야 할 필수영양소

단백질 | 부족하면 근육량이 줄어들어 허약증상이 심해진다. 고기, 우유, 생선, 달걀, 두부 등을 요리로 보충해주는 것이 좋다. 특히 밥을 위주로 하는 우리 전통적인 식단에서는 탄수화물 비율은 높고 고기 등 지방 섭취 비율이 낮다. 육류에 의한 단백질 섭취가 부족하기 쉽다.

비타민과 미네랄 | 노년기에 중요한 비타민 D와 B_6, B_{12} 등을 섭취하고 엽산과 철분, 칼슘, 아연 등 미네랄 보충에도 관심을 가져야 한다. 이런 영양소는 푸른 잎 채소, 과일, 간, 생선, 달걀노른자, 식물성기름, 우유, 콩 등에 많이 들어있다.

노년기에 건강한 식생활 유지를 위한 지침

- 적은 분량으로 자주 먹되, 규칙적인 식사를 한다.
- 간편하고 노동력이 적게 들어가는 식사를 한다.

• 새로운 식사, 새로운 양념, 새로운 조리법을 자꾸 시도한다.

• 피곤할 때 쉽게 먹을 수 있는 식품을 마련해둔다.

• 가끔은 멋지고 고급스러운 곳에서 식사를 해본다.

• 가족이나 친구 등 여러 사람과 식사하거나 이웃과 함께 식사한다.

• 지역사회 프로그램을 활용한다.

• 움직임을 늘리고, 식사 전에 산책을 해서 식욕을 증진시킨다.

• 다지거나 갈거나 끓여서 치아에 부담을 덜 가게 하면서 영양소 밀도가 높은 식사를 한다. (자료 : 서울대 의대 국민건강지식센터)

25

감기를 낫게 하는 민간요법

감기는 가장 흔한 질병이다. 미열, 기침, 콧물, 가래, 두통, 인후통 등 다양한 증상이 동반되는데, 증상의 유형에 따라 코감기, 콧물감기, 목감기, 기침감기 등으로 나눠 부른다. 사람이 과로했거나 추위를 느낄 때 쉽게 그 증상이 나타나고 곧 사라진다. 대수롭지 않게 생각하기 쉽다.

그러나 '감기는 모든 병의 시작'이라는 말이 있다. 증상을 방치하면 보다 큰 병으로 진전될 수 있다는 뜻이다. 한편으로는 아직 감지하지 못한 중병이 감기 형태로 나타난 신호일 수 있다는 뜻이다. 그러니 감기라고 생각하는 증상이 일주일 정도 이후에도 계속된다면 반드시 병원에 가서 진단을 받아봐야 한다.

흔하게 나타나는 질환인 만큼 어느 나라에나 감기를 다스리는 민간요법과 식품들이 전해진다. 감기에 효과적인 우리 전통의 민간요법을 알아보자.

부추죽 | 죽을 끓여 소금으로 간을 맞추고, 불을 끄기 직전에 잘게 썬 부추를 넣어 조금 더 끓인다. 감기의 여러 증상에 좋다.

칡차(갈근탕) | 생즙도 좋지만, 요즘은 어디서나 먹기 좋도록 가공한 칡가루가 있다. 더운물에 잘 녹여 마시되 꿀이나 설탕을 가미해도 좋다. 감기 몸살에 효과가 있다.

양파껍질 또는 파뿌리 달인 물 | 평소 재료를 다듬을 때 양파의 누런 겉껍질과 파뿌리를 따로 모아 보관해두었다가 감기 증상이 나타날 때마다 끓여 차처럼 종일 마시면 초기 감기를 다스리는 데 효과가 있다.

배 생강즙 | 배 1개에 생강 1쪽 정도를 갈아 즙을 내서 냄비에 함께 넣고 따뜻하게 데운 뒤 꿀을 넣어 따뜻하게 마시면 기침 가래에 효과가 있다.

생강차 · 모과차 · 유자차 | 생강은 체온을 높여 구토와 설사를 멎게 하고, 모과는 기침과 가래를 멎게 한다. 생강, 모과, 유자를 각각 꿀에 재어두고 끓인 물을 부어 차로 마시면 좋다.

현미죽 | 현미 2작은술을 볶다가 물 1컵을 넣고 중불에서 뭉근히 끓여 소금으로 간을 맞춘다. 열을 다스리는 데 좋다.

도라지 | 호흡기 질환에 효과가 있어 한방 약재로도 널리 쓰인다. 생도라지를 배와 함께 갈거나 끓여 즙이나 차로 마시면 효과가 있다.

석류 달인 물 | 목감기와 편도선염에는 석류 달인 물을 하루에 3~6회 입에 머금어 가글 하면 효과가 있다.

감귤류 | 유자, 귤, 레몬 등의 감귤류는 비타민 C가 풍부하고, 칼슘을 비롯한 미네랄과 다양한 플라보노이드 성분을 갖고 있어 피로 해소와 저항력 증진에 효과가 있다. 바이러스나 세균에 직접 대항하는 항균 효능도 높다.

26

좋은 물 제때 마시기는 건강의 기본

생명체의 가장 중요한 조건 중 하나가 물이다. 사람의 몸은 구성성분의 약 70%가 물이다. 만약 몸에 수분이 부족하다면 우리 몸에는 어떤 현상이 일어날까. 인체의 건강이 체내 수분의 양과 질에 의해 크게 좌우될 수 있다는 것은 두말할 필요도 없다.

물이 몸에서 하는 역할

체내에서 물은 혈액을 구성하는 중심 성분이다. 몸속을 돌며 영양소를 배급하고 동시에 노폐물과 독소들을 모아 몸 밖으로 배출하는 역할을 한다.

군살을 빼는 데도 물을 마시는 것이 도움 된다. 칼로리가 거의 없으면서 공복감을 달래주므로 식욕을 억제하는 효과도 있다. 수분은 체세포의 구성성분이기도 하다. 피부세포에 공급되는 수분은 피부를 촉촉하게 하고 탄력을 유지하는 데 도움을 준다.

만성적인 두통은 흔히 수분 부족과도 관계가 있다. 물을 충분히 마시면 두통을 가라앉힐 수 있다. 물은 또 체온을 유지시킨다. 운동할 때 물을 마시면 지친 근육이 팽팽히 채워지는 느낌을 받게 된다. 물은 음식의 소화를 돕고 대사를 촉진해서 배변을 원활하게 한다.

관절과 근육에도 물이 필요하다. 물을 충분히 공급하면 근육과 관절의 움직임이 부드러워지고 경련이나 염좌의 가능성이 줄어든다. 감기나 신장결석, 심근경색과 같은 질병에 대한 저항력은 높아진다. 사람의 두뇌 역시 수분이 많은 조직의 하나다. 졸리거나 생각이 둔해질 때 물을 마시면 두뇌 활동이 원활해져 회전이 잘 되고 집중력도 높아진다.

물론 입으로 마시는 것만이 전부는 아니다. 호흡기를 통해 공기 중의 수분을 흡수하기도 하므로 공기가 너무 건조하지 않도록 습도를 유지하는 것이 중요하다. 특히 피부건조증이나 만성두통은 마시는 물만으로는 충분히 도움을 받기가 어렵다. 체내 수분이 자주 부족하면 심지어 수명이 단축될 수도 있다.

몸에 물이 부족하면

피부 건조 | 봄이나 가을 등 대기가 건조한 시기에 잘 나타난다. 건조한 대기는 각질층에 건조증을 유발하는데, 물을 잘 마시지 않으면 피부 진피층에도 수분 부족 현상이 생겨 피부건조증이 더욱 심해진다. 수분크림을 사용하더라도 진피층의 수분은 보충할 수 없다. 촉촉하고 탄력 있는 피부를 위해서는 마시는 물에도 신경을 써야 한다.

안구 건조 | 컴퓨터 등으로 눈을 혹사하는 현대인에게 자주 나타나는 현상이다. 눈이 뻑뻑해지고 이물감이 느껴지며 안구 충혈과 함께 따가운 증상

이 동반된다. 결막염으로 이어질 수 있다. 실내 습도를 높이고 안과 진료를 받는 외에도 물을 충분히 마셔야 한다.

호흡기 건조 | 호흡기가 건조하면 호흡기 점액질이 부족해져서 호흡을 통해 유입되는 바깥 공기를 거르는 작용이 부실해져 감염의 위험이 높아진다. 침은 음식물을 씹을 때 일차적인 소화액으로 작용하고 음식이 식도로 잘 넘어가도록 윤활작용도 해야 하는데, 침이 부족하면 소화 능력이 약해질 수밖에 없다. 침이 마르면 입 안의 1차 방어막이 해제되는 셈이어서 충치, 치주염, 치은염 등 치과 질환의 위험이 높아지고 그에 따라 입 냄새도 더욱 심해진다.

물 마시는 타이밍도 중요하다

물은 성인의 경우 하루 1.5~2리터를 마시는 것이 좋다. 체중에 따라, 하는 일이나 환경 등에 따라 편차는 있다. 마시는 물뿐 아니라 공기 중 습도에도 유의해야 한다. 물을 마시는 타이밍도 중요하다. 보통 아침에 깨어난 직후 2잔(체내 장기를 깨운다), 식사 30분 전 1잔(소화를 돕는다), 목욕 전 1잔(혈압을 낮춘다), 취침 전 1잔(뇌졸중이나 심장마비를 예방한다) 등이 적당하다.

물 마시기에 관한 몇 가지 상식

차가운 물보다는 따뜻한 물 | 식사 후에 마시는 물은 따뜻한 물이 좋다. 중국이나 일본 사람들은 식사 전후로 따뜻한 차를 마신다. 한국인들도 예전에는 식후에 입가심을 겸해 따뜻한 숭늉을 마셨다. 식사 후 찬물을 먹어야

시원하게 내려가는 것 같다고 말하는 사람들도 있지만, 찬물은 먹은 음식이 위장에서 분해되는 것을 방해하며 특히 기름기를 응고시켜 소화가 덜 된 채로 위장을 통과해 장까지 내려가도록 만든다. 식당에서 고기를 먹은 뒤 차가운 냉면을 먹는 습관은 좋지 않다. 따뜻한 소면이나 밥 한 그릇이 낫다.

물 한 잔의 효능 | 〈동의보감〉에 나오는 '음양탕'은 뱃속을 편안하게 하고 위궤양과 위경련을 가라앉히는 구급방이다. 음양탕은 뜨거운 물과 찬물을 절반씩 섞은 것이다.

너무 많이 마시면 위험하다 | 물을 많이 마시면 혈액의 총량이 늘어나 심장과 혈관에 부담을 주게 된다. 인체 장기는 과도한 수분을 배출해야 하므로 신장이 과로상태가 되는데, 사구체로 구성된 신장의 정교한 정화 시스템이 지나치게 많은 물을 걸러내느라 쉬지 못해 손상될 수 있다. 특히 한꺼번에 너무 많은 물을 마시는 일은 삼가야 한다.

27

두뇌를 좋게 하는 오메가 3

두뇌를 건강하게 유지하는 것은 정신 건강뿐 아니라 신체 건강에도 기본 조건이다. 신체의 모든 기능이 두뇌의 지시에 의해 이루어지기 때문이다. 두뇌의 명령으로 이루어지는 신체기능 외에 호흡이나 맥박과 같은 생리 대사활동들 역시 뇌의 조정 아래 이루어진다.

그렇다면 두뇌발달을 돕고, 나이 들어서도 젊은 뇌를 유지하는 데 도움이 되는 두뇌 음식에는 어떤 것들이 있을까. 식물의 생리활성물질인 플라보노이드 외에 불포화지방산인 오메가 3 지방산이 대표적이다.

젊음을 유지하는 불포화지방산

식물의 씨앗이나 식물성기름, 등 푸른 생선처럼 머리에 좋다고 알려진 대표적 식품들은 오메가 3 지방산을 다량 함유하고 있다. 오메가 3는 불포화지방산의 일종으로 노화 방지뿐 아니라 뇌기능 향상과 세포 재생에 도움을 준다. 젊음을 유지하는 데 뛰어난 효능이 있어 스태미나식으로도 알려져 있다. 오메가 3 지방산은 알파 리놀렌산(ALA)과 DHA, EPA 등의 종류가 있다. 체내에서 합성되지 않아 따로 챙겨 먹어야 하므로 필수지방산이라 부른다. 오메가 3가 풍부한 식품으로는 등 푸른 생선과 생선기름, 해산물, 콩기름 등 식물성기름 등이 있다.

오메가 3 지방산의 알려진 효능

첫째, 혈액 속의 중성지방을 줄여 혈액의 흐름을 좋게 하며, 간에 지방이 축적되는 것을 억제한다. 둘째, 신생아와 청소년기의 정상적인 조직 발달을 돕는다. 셋째, 성장기의 뇌 형성에 필수적이며 두뇌 영양공급으로 인지기능을 개선하므로 치매 예방에 도움이 된다. 넷째, 면역기능을 증진시킨다. 다섯째, 임산부의 조산 위험을 줄여준다. 그밖에 대사증후군으로 인한 합병증과 염증 반응을 줄여 관절염과 골다공증 예방에 효과가 있고, 암 억제와 예방, 시력 개선, 우울증 · 스트레스 해소 등의 효과도 기대할 수 있다.

무엇보다 피부 노화를 막고 혈액순환과 두뇌발달을 도와 '회춘 음식'의 하나로 꼽힌다. 구체적인 작용은 다음과 같다.

다이어트와 피부미용 | 오메가 3는 신진대사를 돕고 몸에 축적된 지방의 연소를 촉진하며, 혈액순환을 좋게 하므로 다이어트에도 도움이 된다. 체내 활성산소를 제거하는 항산화 작용으로 피가 깨끗해지므로 피부가 고와지는 미용효과도 있다. 그렇지만 혈전을 억제하는 효과가 지나치면 출혈을 촉진하는 부작용이 생길 수도 있으므로, 한꺼번에 많은 양을 먹는 것은 피해야 한다. 아스피린 복용이 제한된 사람이라면 같은 이유로 오메가 3 지

방산의 섭취도 자제할 필요가 있다. 특히 당뇨병 또는 고지혈증이 있는 사람은 하루 섭취량을 2,000mg(작은 고등어 1마리) 이내로 제한하는 게 안전하다.

성인병 예방 및 항암 효과 | 신진대사와 콜레스테롤(LDL) 감소 효과는 비만으로 인한 성인병의 예방 효과로 이어진다. 오메가 3는 또 인슐린 분비에도 영향을 미쳐 당뇨병 예방과 치료에 도움이 된다. 이밖에 장 내부의 용종을 억제한다는 연구결과도 있다. 정상적인 세포 형성을 돕고 산화물질을 배출하는 작용은 암 예방 효과를 가져온다. 최근 연구에 따르면 오메가 3는 암세포에 '자가 포식'을 유도해 암 스스로 소멸하게 만든다고 한다. 자궁경부암, 폐암, 유방암 등 암세포에 대한 실험이 2011년 국내 충남대 연구팀에 의해 보고되었다.

두뇌발달, 치매 예방 |

• 등 푸른 생선은 오메가 3를 다량 함유하고 있다. 연어 한 마리에는 오메가 3가 약 1,800mg 들어있다. 고등어(2,500mg), 정어리(900mg)도 함량이 높다.

• 필수아미노산이 풍부한 콩은 오메가 3 공급원으로 손꼽힌다. 콩기름 1작은술에 오메가 3가 900mg이나 들어있다. 식물성기름은 오메가 3 함량이 높아서 카놀라유 1작은술에 1,300mg이 들어있다.

• 머리를 좋아지게 하는 견과류에 오메가 3가 많다(호두 한 알에 120mg). 씨앗에도 많은데, 아마씨 또는 참깨 1작은술에 100mg이 들어있다.

• 이밖에 두뇌발달과 치매 예방에 좋은 식품으로 달걀(콜린), 땅콩버터,

통밀, 현미, 오트밀(비타민 E, 티아민), 토마토, 고구마, 호박, 당근, 시금치 등(플라보노이드), 우유, 요구르트, 붉은 살코기 등도 빼놓을 수 없다. 딸기, 체리, 블루베리, 블랙베리 등 베리류도 머리를 좋게 하는 식품으로 알려져 있다.

주의! 트랜스지방산

오메가 3 지방산이 변질되면 트랜스지방산으로 변한다. 불포화지방산은 금속이나 열, 공기와 접촉하면서 수소와 결합해 몸에 해로운 트랜스지방산으로 변질될 수 있는데, 인체에는 일반 포화지방산(콜레스테롤)보다 더 안 좋다. 양질의 식물성기름을 사용하더라도 가공 후 시간이 많이 지나서 먹게 되면 트랜스지방산이 되어 몸에 해로운 저밀도 콜레스테롤(LDL)을 증가시킨다. 마가린, 쇼트닝 등을 이용해서 만든 케이크, 냉동피자, 팝콘, 어육제품 등 가공식품을 가공 직후 먹지 않고 보관했다 먹으면 트랜스지방산을 섭취하게 되어 좋지 않다.

28

연령대별 슈퍼 푸드

사람에게 가장 기본적인 생존의 조건은 바로 음식이다. 매일 먹는 음식이 몸 안에 들어가 약이 되기도 하고 독이 되기도 한다.

'슈퍼 푸드'라는 명칭은 2004년, 미국 캘리포니아대학 샌디에이고 캠퍼스(UCSD) 스티븐 프랫 교수가 〈슈퍼 푸드, 당신의 삶을 바꿀 14가지 음식〉이란 책에서 처음 사용했다. 그가 건강에 특히 좋은 음식을 소개한 뒤 미국 정부나 유엔 보건기구, 영향력 있는 단체, 매스컴들도 잇따라 몸에 좋은 식품들을 '슈퍼 푸드'란 명칭으로 발표하기 시작했다.

스티븐 프랫 교수가 처음 선정한 대표적인 슈퍼 푸드는 콩, 블루베리, 브로콜리, 귀리, 오렌지, 호박, 연어, 간장, 시금치, 토마토, 칠면조, 호두, 요구르트 등 14가지였다. 이 리스트는 미국인의 식생활 습관을 토대로 작성된 것이므로 지구촌 어디에서나 절대적인 것은 아니다.

같은 기준으로 한국인 중심의 슈퍼 푸드를 꼽는다면 한국의 대표 건강 식품인 김치와 마늘, 매실, 은행 등을 포함시킬 수도 있지 않을까. 특정 단체나 연구자의 리스트에 너무 집착하지 말고 쉽게 구할 수 있는 우리 고유의 식품들 가운데서 토종 슈퍼 푸드를 찾아내는 것도 좋을 것이다.

이후 미국의 건강잡지 〈헬스〉는 '연령대별 필수영양소에 맞춘 슈퍼 푸드'라는 목록을 발표했는데, 세대별 건강특성이 반영되어 좀 더 현실적인 목록이었다. 신체가 커가는 성장기, 왕성한 활동기, 노화에 대비해야 하는 장년기, 뇌와 신체 장기의 수명이 전성기를 훌쩍 넘긴 노년기 등 세대별로 필요한 영양소의 구성은 당연히 차이가 날 수밖에 없다. 나이별로 특히 필요한 영양소와 그것이 많이 든 음식은 무엇인지를 살펴보자.

20대 | 콩, 요구르트

20대는 몸 상태가 가장 좋을 때다. 운동을 하면 근육이 잘 붙고 지방연소율이 높아 다이어트 효과도 즉각적으로 나타난다. 그만큼 건강관리에 소홀하기 쉬운데, 무리한 다이어트로 인한 영양부족을 막고 중년 이후에 대비하는 관리를 해야 한다. 무리한 운동이나 다이어트로 관절이 손상되거나 골다공증에 취약해지지 않도록 주의하고 칼슘 섭취에 주력해야 한다. 대표적 저칼로리 고단백 식품인 콩은 뼈의 밀도를 높이고 콩의 사포닌 성분이 과산화지질의 형성을 억제해 노화 예방에 도움이 된다. 칼슘이 풍부하고 소화 기능을 좋게 하는 요구르트도 필수다.

30대 | 시금치, 아스파라거스

가장 활발하게 사회활동을 하게 되는 시기로, 피로를 풀고 몸의 저항력과 정신집중력을 높이는 미네랄을 빼놓지 않고 섭취해야 한다. 이 연령대의 여성들은 임신 · 수유에 도움 되는 엽산 같은 영양소를 섭취하는 것이 좋다. 시금치는 필수미네랄 성분을 비롯해 철분과 엽산, 카로티노이드, 비타민 K, 오메가 3 지방산 등 항산화물질이 풍부하므로 이 시기의 슈퍼 푸드로 추천된다. 시금치의 유효 성분을 효과적으로 섭취하기 위해서는 연한 잎을 샐러드 형태로 먹으면 좋다. 하지만 너무 많이 먹으면 수산 성분 때문에 신장결석을 일으킬 수 있으므로 주의한다. 아스파라거스는 각종 미네랄이 풍부하며 신진대사를 돕는 아스파라긴산 함유량이 높다. 피로 해소, 빈혈, 고혈압에 우수한 효과가 있다.

40대 | 사과, 고구마

40대가 되면 연례적인 정기검진에서도 전에 없던 필수검사 항목들이 추가된다. 익숙해진 일상으로 인해 생활습관성 질병이 생기기 쉽고, 주거환경이나 작업환경, 세포의 노화 등으로 암에 대한 관리도 필요한 시기가 되기 때문이다. 신진대사 기능이 떨어져 군살이 붙고 체중이 늘어나며, 고혈압 · 당뇨병 등 성인병이 생기기도 쉬운 나이다. 운동과 생활습관을 통한 관리가 중요할 뿐만 아니라 음식으로는 칼륨을 유의해서 섭취해야 한다. 칼륨은 혈압을 낮추며 고혈압의 원인이 되는 나트륨 배출을 돕는다.

이 시기에는 특히 식이섬유가 풍부한 채소나 과일 위주의 식사를 하는 것이 좋다. 사과는 대표적인 칼륨 식품이며 식이섬유가 풍부하고, 비타민 C가 많아 고혈압 예방과 피부미용에 효과가 있다. 고구마는 비타민 A · C · E와 칼륨, 식이섬유 등이 풍부하고 활성산소를 없애는 항산화 능력이 뛰어나다. 당도가 낮고 탄수화물이 많아 식사 대용으로 이용할 경우 다이어트 효과도 기대할 수 있다.

50대 이후 | 블루베리, 연어, 견과류

노화로 인한 질병과 호르몬 이상에 대한 대비가 중요하다. 노화 물질인 활성산소를 제거하는 것이 항노화의 출발이다. 여성은 폐경기와 함께 찾아오기 쉬운 우울증과 골다공증에 대비해야 한다. 골다공증에 좋은 비타민 D와 칼슘, 항산화 영양소인 비타민 C · E와 엽산이 풍부한 채소 · 과일을 많이 먹고, 매일 꾸준히 유산소운동을 하는 것이 중요하다.

슈퍼 푸드 중 하나인 블루베리는 뛰어난 항산화 기능을 자랑한다. 블루베리의 안토시아닌 성분은 항산화 및 항염작용이 뛰어나다. 연어, 고등어, 참치, 꽁치 등은 오메가 3 지방산을 많이 함유한 슈퍼 푸드다. 관상동맥질환과 고혈압의 위험을 줄이고 고령화에 따른 근육의 퇴행을 막는 효과도 있다. 연어에는 비타민 D가 풍부해 골다공증 예방에도 도움이 된다. 식물성기름과 함께 불포화지방산이 포함된 견과류는 젊음과 함께 뇌건강을 지켜준다. 기억력의 퇴화를 막으면서 치매에도 대비하는 관리가 필요해지는 시기다.

29

이상적인 종합 영양식품, 사과

'매일 아침 사과를 먹으면 병원에 갈 일이 없다'는 속담이 있다. 사과는 식물의 생명 물질인 폴리페놀이 풍부한 종합 영양식품이다. 85% 이상의 수분과 함께 펙틴, 칼륨, 비타민 A와 B_1 · C, 그리고 유기산을 함유하고 있다. 이 성분들의 효능은 주로 다음과 같이 알려져 있다.

소화 · 정장작용 | 사과의 펙틴은 배변을 촉진하고 정장작용을 한다. 해독 성질이 있어서 이질, 장염 등을 해소하며, 위산 분비를 도와 위와 장에 두루 이롭다. 소화가 잘 안 되거나 장이 약한 사람, 변비가 있는 사람들에게 좋다.

비만 해소 | 펙틴이 혈중 콜레스테롤의 총량을 감소시켜 비만을 방지하고, 동맥경화를 막는 좋은 콜레스테롤(HDL)의 비율을 높여 몸속 콜레스테롤이 쌓이는 것을 막아준다. 펙틴에는 당뇨병 환자의 혈당을 낮추는 기능도 있다.

혈압조절과 조혈 | 철분, 칼륨, 아연 등 미네랄의 작용으로 빈혈 증상을 개선한다. 특히 칼륨은 혈압을 안정시키고 뇌졸중 위험을 낮추는 데도 도움이 된다. 미국 캘리포니아대학 임상연구소의 커티스 모리 박사는 실험을 통해 과일과 채소에 함유된 천연 칼륨은 염화물이 들어있지 않아 혈압을 안정시키는 데 도움이 되는 것을 확인했다고 발표한 바 있다.

노화 예방 · 피로 해소 · 항암 | 사과는 퀘르세틴, 구연산, 주석산 등 노화 예방에 좋은 항산화물질이 풍부하며, 토마토의 대표 성분으로 알려진 붉은색의 리코펜도 들어있다. 퀘르세틴은 유방암을, 리코펜과 아연은 전립선암 예방을 돕는 효과가 검증되었다. 이 성분들은 또한 조직세포의 손상을 막고 회복을 도와 각종 성인병과 암의 발생을 막아준다. 이밖에도 소화 및 정장작용으로 위암, 대장암을 예방하고 성호르몬과 연관된 암까지 막아준다.

뇌세포 활성화 | 사과 속의 항산화물질은 뇌세포 손상을 억제하므로 기억력 감퇴를 늦추고 치매나 파킨슨병 등 뇌질환을 예방하는 효과가 있다. 특히 퀘르세틴이 많은 곳은 사과의 껍질 부분이다. 초록색보다는 빨간색 껍질에 더 많다. 뇌세포 보호 및 활성화로 호르몬 생성에도 영향을 미쳐 숙면을 돕고 피부를 안정시킨다.

30

과일을 보약처럼 먹는 방법

과일이 몸에 좋다는 것은 누구나 아는 사실이다. 그러나 무엇이 어떻게 좋은지에 대해서는 정확히 모르는 경우가 많다. 심지어 특정 과일이 몸에 맞지 않을 경우도 있다. 과일에 일반적으로 함유된 각종 비타민과 미네랄은 인체에 활력소가 되지만 당도가 너무 높거나 칼로리가 높은 과일은 혈당을 지나치게 올리거나 살이 찌게 할 수도 있다. 칼로리가 높은 과일과 혈당지수(GI)가 높은 과일은 특별히 기억해둘 필요가 있다.

혈당지수가 낮은 과일 | 혈당지수 100은 흰 빵 하나가 가진 혈당작용을 기준으로 한다. 과일 중에서는 수박(70)이 쌀밥이나 식빵(70~90)의 혈당지수와 맞먹는다. 현미(50~60)는 혈당지수가 낮은 편으로, 현미와 비슷한 수준의 과일은 바나나와 파인애플(50~55) 등이다. 사과(36), 오렌지(43), 배(28) 등도 비교적 혈당지수가 낮다.

칼로리가 낮은 과일 | 귤(62kcal), 참외(반 개 50kcal), 파인애플(1조각 50kcal), 수박(1조각 50kcal), 배(반 개 50kcal), 키위(30~50kcal), 딸기(10개 50kcal), 토마토(40kcal), 자두(25kcal)

귤은 칼로리에 비해 당도가 높고, 수박은 칼로리가 낮으나 혈당지수가 가장 높은(70) 과일이다.

피로 해소와 노화 방지에 좋은 과일 | 포도, 사과, 키위, 파인애플, 매실, 살구, 자두, 딸기, 자몽, 레몬, 귤, 오렌지 등.

포도에 풍부한 폴리페놀과 감귤류의 시트러스 성분은 항산화작용이 뛰어나다. 비타민 C와 구연산도 피로 해소를 돕고 활력을 되찾아준다.

심혈관계 보호에 좋은 과일 | 바나나, 수박, 석류, 호두, 아보카도, 망고, 멜론, 참외, 귤, 토마토, 키위 등.

과일의 칼륨 성분이 나트륨을 몸 밖으로 배출시켜 심혈관질환의 예방과 개선에 유익하다. 사과와 수박도 칼륨이 많다. 감귤류는 특히 콜레스테롤 분해 효과가 있어 동맥경화 예방과 개선에 도움이 된다.

피부미용을 돕는 과일 | 딸기, 키위, 레몬, 귤, 자몽, 감, 사과, 살구, 파파야, 바나나 등.

혈액순환을 돕고 비타민 C와 항산화물질이 많이 든 과일들은 피부미용효과가 높다. 비타민 C는 면역력을 높이고 피부와 점막의 염증과 기미, 주근깨를 막는다. 키위는 비타민 C 함량이 사과의 20배, 귤의 5배에 이른다.

암 예방 · 암세포 증식 억제 | 포도, 토마토, 감귤류, 유자, 사과 등.

과일의 비타민 성분과 항산화물질은 세포의 돌연변이를 억제하는 효과가 있다. 포도는 혈액암 · 간암 · 피부암 · 유방암 세포의 증식을 억제하고, 감귤류는 간암 · 결장암 세포의 증식을 억제하는 것으로 알려져 있다. 토마토의 리코펜은 전립선암 · 위암 · 구강암 · 대장암 세포의 증식을 억제한다.

갱년기 증후군 개선 | 석류, 토마토, 레몬, 사과, 견과류, 아보카도 등.

갱년기의 생리적 변화는 노화와 폐경에 따른 호르몬 변화에 의해 일어난다. 생리적 변화에 대응하는 데 효과적인 과일은 오메가 3가 풍부한 견과류와 에스트로젠 성분이 풍부한 석류, 여성호르몬의 원료 물질인 아이소플라본이 함유된 자두와 콩 등이다. 여성호르몬인 에스트로젠 성분은 유방암 가능성을 높인다는 경고도 있으므로 과도한 섭취는 삼간다.

감기 예방과 개선 | 감, 귤, 금귤, 키위, 레몬, 딸기, 유자, 모과 등.

비타민 C가 풍부한 감과 귤, 레몬, 딸기, 모과 등은 감기 예방과 증상 개선에 도움이 된다. 겨울에는 유자나 모과, 생강 등을 각기 꿀과 함께 재어두었다가 더운물에 녹여 차로 마시면 감기 증상을 개선하는 데 효과가 있다.

빈혈 예방 | 자두, 포도, 감, 귤, 금귤, 키위, 레몬, 딸기 등.

과일의 색깔을 결정하는 색소 성분 플라보노이드는 과일이나 빛깔에 따라 성분이 다르다. 어떤 성분이 많으냐에 따라 과일의 빛깔이 달라진다. 주로 붉은 계통의 색소에는 인체의 조혈을 돕는 성분들이 많이 포함되어있다.

소화촉진 등 | 무화과, 키위, 파인애플, 바나나, 사과, 자두, 매실 등.

무화과, 키위, 파인애플은 육류의 소화를 돕고, 자두는 식욕을 돋운다. 매실은 항균작용이 있어 식중독을 막는 데 도움이 된다. 위장 활동이 약해 소화 장애를 겪는 사람이라면 식전에 약간의 신맛 과일로 위산 분비를 촉진함으로써 소화력을 높일 수 있다.

변비 개선 · 정장작용 | 바나나, 사과, 복숭아, 귤, 무화과, 자두, 키위 등.

식물성섬유가 풍부해서 음식물의 소화를 돕고 장운동에 활력을 준다. 장내에 독소가 쌓이는 것을 막고 변비를 개선한다.

신장기능 개선 | 수박, 멜론, 체리, 감, 복숭아, 사과, 배, 바나나, 호두 등.

소변이 잘 안 나오거나 소변 색이 진하다면 신장에 이상이 있거나 노폐물이 쌓여 있을 가능성이 높다. 수분이 많은 여름과일은 소변 양을 늘려 노폐물 배출 효과를 높여준다. 바나나와 호두는 나른해진 소변의 힘을 강하게 하는 자양강장 과일이다.

스트레스 해소 | 딸기, 감, 레몬, 키위, 귤, 대추 등.

스트레스를 받으면 뇌세포가 순식간에 많은 에너지를 소모해 칼로리 부족 현상이 나타난다. 이때 신속히 칼로리로 전환될 수 있는 포도당을 공급하면 스트레스가 신속히 해소되는 효과가 있다. 딸기, 레몬, 감귤류 등 비타민 C와 포도당이 풍부한 과일이 스트레스 해소에 좋다. 대추, 감 등은 예민해진 신경을 완화시켜 칼로리의 소모를 막아주므로 신경을 안정시키는 효과가 있다.

31

'사랑의 묘약' 여섯 가지

예로부터 '사랑의 묘약'으로 불리는 식품들이 있다. 습관성 질환을 예방하고 원기를 보충해서 정력을 샘솟게 한다는 식품들이다. 현대 학자들의 연구에 따르면 이런 음식들은 대개 필수단백질과 오메가 3 등 혈액순환 개선과 항산화 효과, 호르몬 전구체 물질 등이 풍부해 스태미나식으로 불릴 만한 근거가 있다고 한다. 이 성분들은 단순히 정력을 높여줄 뿐 아니라 노화를 억제하고 피로 해소와 활력 증진 등에도 효과가 있다. 역사적으로 소문난 정력가들이 먹었다는 스태미나식을 알아보자.

마늘 | 대표 성분인 알리신이 혈관을 확장하고 혈중 콜레스테롤을 줄임으로써 혈액순환이 잘 돼 발기력이 증진된다. 알리신이 교감신경을 자극해 남성호르몬 분비를 촉진하고 정자 수를 증가시켜 성기능 개선 효과가 있다는 발표도 있다. 알리신은 혈압을 안정시키고, 알리티아민은 피로 해소를 돕는다.

부추 | 양기를 일으키는 채소라 해서 '기양초'라고도 불리며, 불가에서 수도자들의 금기식으로 꼽던 식품 중 하나다. 마늘, 양파 등 매운맛 채소에 공통으로 들어있는 황화알릴이 사람의 몸을 덥게 하고 생체 활성을 높인다. 비타민 A · B · C 종류가 풍부하며 특히 성호르몬에 필요한 셀레늄과 칼슘, 칼륨 등 미네랄 성분이 고루 함유되어있다.

토마토 | 강력한 항산화물질인 리코펜을 함유하고 있어 남성기능을 강화하고 전립선을 지켜주는 식품으로 잘 알려져 있다. 면역력 강화와 심혈관 질환 예방에도 유익하다. 리코펜의 흡수율을 높이기 위해서는 익혀서 먹는 것이 좋다.

새우 | 양질의 단백질과 칼슘 · 셀레늄 등의 미네랄, 비타민 B군이 풍부하고 메티오닌 · 라이신 등 8가지 필수아미노산이 들어있어 남성의 양기를 북돋우는 음식으로 꼽힌다. 특유의 붉은빛을 내는 아스타산틴 색소는 항산화 능력이 비타민 E의 500배나 된다. 껍질의 키토산은 콜레스테롤을 낮추고 혈압 상승을 막아준다. 혈당 조절, 체내 염분 및 중금속 배출, 암세포 증식 억제 효과도 있다.

낙지 | 타우린, 인 · 칼슘을 비롯한 각종 미네랄, 아미노산 등이 풍부하게 함유되어있어 콜레스테롤 수치를 낮추고 혈액순환을 도와 정력을 증진시킨다. 신경전달 물질인 아세틸콜린이 함유되어 뇌기능을 활발하게 해준다.

굴 | 카사노바가 자주 먹었다고 알려진 정력 음식이다. '바다의 우유'라고 불릴 정도로 다양한 영양소가 풍부히 함유된 완전식품이다. 특히 남성호르몬 분비와 정자 생성을 촉진하는 아연과 셀레늄 등 천연 미네랄이 풍부하다. 발기를 돕고 정자를 구성하는 성분인 아르지닌과 기력회복과 증진에 좋은 타우린이 풍부하다. 굴에 들어있는 글리코겐은 체내 흡수율이 좋아 피로 해소와 활력 증진에 빠른 효과를 나타낸다.

32

약이 되는 술, 독이 되는 술

술은 잘 마시면 약이고 잘못 마시면 독이라고 한다. 술을 잘 마시면 삶의 윤활유가 되고 건강에도 도움이 되지만, 잘못 마시면 생활 리듬을 깨뜨리고 몸에 독이 된다. 어떻게 마셔야 할까. 술을 건강하게 마시기 위해 필요한 몇 가지 상식을 짚어보자.

적당량의 술은 건강에 좋다.

내셔널지오그래픽의 지원으로 5년간 세계의 소문난 장수지역들을 조사했던 댄 뷰트너 박사는 〈블루 존(Blue zones)〉이란 책을 통해 이 지역 장수인들의 생활관습과 식생활을 상세히 보고한 바 있다. 이 보고에 따르면 장수촌을 뜻하는 블루 존의 장수인들은 평소 채식을 주로 하고, 고기는 한 달에 5회 이하로 억제하며, 먹는 양도 정상식사의 80% 정도로 절식하는 경향이 있다.

한 가지 눈에 띄는 것은 술에 관한 내용이다. 술을 취하도록 마시는 일은 없지만, 하루 한두 잔 정도는 거의 반드시 마시고 있다는 것이다. 세계보건기구의 통계에서도 술을 적당히 마시는 사람은 전혀 마시지 않는 사람들보다 평균수명이 긴 것으로 나타났다. 식사 때 반주로 한 잔씩 마시는 술이 건강에 좋다는 말은 동서양을 막론하고 흔히 듣는 말이다.

미국 미시간대학에서 나온 술과 혈압의 관계에 관한 연구결과에 따르면, 고혈압 위험이 가장 높은 사람은 술을 많이 마시는 사람, 그다음은 전혀 마시지 않는 사람이며, 술을 적당히 마시는 사람들은 상대적으로 위험도가 가장 낮다. 여러 유럽 국가들의 경우를 비교 분석한 다른 연구에 따르면 와인을 가장 많이 마시는 이탈리아와 프랑스 사람들은 심혈관질환 사망률이 가장 낮고 과일주를 가장 적게 마시는 핀란드 사람들은 심혈관질환 사망률이 가장 높다고 한다. 술은 협심증의 위험도 줄인다. 이미 협심증이 나타나고 있을 때 소주나 위스키, 브랜디 등 도수가 높은 술을 한 모금 마시면 2~3분 내에 증상이 완화된다고 한다.

적당한 알코올 섭취는 소화력을 향상시키며 신진대사를 활발하게 한다. 정신적으로는 우울증이나 긴장감을 완화시켜 안정감을 준다.

'적당량'의 기준은?

한 번에 마시기 좋은 적당량은 사람의 체질과 컨디션 상태에 따라 다르다. 단순히 몸에 무리가 안 갈 정도의 양을 말한다면 대개 1~2잔 정도가 적당하다. 어떤 술이든 그 주종에 맞춰 나온 표준 잔을 말한다. 소주잔과 맥주잔은 크기가 다른데, 이 크기는 술의 알코올 도수와 반비례한다. 주종 불문하고 해당하는 표준 잔에 담기는 순수 알코올의 양은 10g 정도다. 술에 표기돼있는 알코올 도수는 알코올 함량을 %로 나타난 숫자다. 알코올 도

수 4도(4%)인 맥주는 표준 잔 크기가 250mL, 25도인 소주의 표준 잔 크기는 40mL, 40도짜리 위스키의 표준 스트레이트 잔 크기는 25mL다. 간이 부담을 느끼지 않을 정도의 양이 평균 2잔이라는 것은 순수 알코올이 20g 이내라는 것이다.

다만 이것도 개인차가 많아서, 어떤 사람은 한 잔만으로도 부담을 느낄 수 있고 어떤 사람은 술 마셨다는 느낌도 안 들 수 있다. 알코올 분해효소에 차이가 있기 때문이다. 다소 취하는 기분을 즐기는 데 적당한 양은 소주 한 병 정도다.

새롭게 떠오르는 막걸리의 효능

그동안 와인과 사케가 몸에 좋다는 연구보고는 많이 있었는데, 최근 들어 국내외 학술논문에 우리 술 막걸리의 효능이 자주 소개되고 있다. 한국영양문제연구소 주진순, 유태종 박사가 쓴 '막걸리가 인체에 미치는 영향'에 따르면 막걸리는 같은 농도의 주정을 함유한 다른 술에 비해 인체에 월등히 좋은 영향을 미치는 것으로 나타났다. 특히 다른 독한 술이 혈당치를 떨어뜨리고 콜레스테롤을 증가시키는 등 성인병을 유발하는 데 반해, 막걸리는 살아있는 효모와 필수아미노산, 비타민 B군 등의 영향으로 혈당의 감소를 막고 혈중 콜레스테롤 수치를 떨어뜨리며 알코올성 간경화증을 예방한다.

몸에 좋은 술, 안 좋은 술

술을 빚는 재료와 발효의 기술에 따라 주정의 향과 맛이 달라지고, 잘 정제된 술과 그렇지 못한 술이 몸에 미치는 영향은 당연히 다르다. 몸에 좋은 술은 무엇보다 메틸 성분 등 몸에 해로운 성분이 잘 제거되어야 한다. 여기에 건강에 이로운 성분을 지닌 술이라면 가히 '약주'가 될 수도 있다. 예로부터 사람들은 몸에 이로운 성분을 지닌 과일이나 식물, 혹은 동물성 재료들을 이용해 다양한 과일주와 약주를 만들어 먹었다.

그러나 술은 부정적 영향도 많다. 교감신경이 항진되므로 심장이 약한 사람에게는 역효과가 생길 수 있다. 특히 술을 지나치게 많이, 자주 마시는 것은 절대적으로 해롭다. 술에는 발효 과정에서 함께 생성되는 메틸알코올 성분이 잔류하는 경우가 있는데, 제대로 정제되지 않은 질 낮은 술을 마신 뒤 심한 두통이 나타나는 것은 바로 메틸알코올 등 잔류물의 독성으로 뇌세포가 손상을 입기 때문이다.

술 자체로 인한 피해뿐 아니라 술에 취했기 때문에 나타날 수 있는 부수적인 사건들, 정신을 잃거나, 각종 사고를 당하거나, 자제력을 잃어 폭력적인 언행을 하거나, 업무를 잘못 처리하는 등으로 입는 피해는 일일이 열거할 필요도 없이 흔하다. 무엇보다 가장 해로운 술은 '너무 많이 마신 술'이라는 것을 잊지 말아야 할 것이다.

술에 관한 몇 가지 상식

술의 유통기한 | 알코올 도수가 20도를 넘는 증류주는 시간이 지나도 변질되지 않는다고 한다. 단, 도수가 낮거나 효모가 살아있는 발효주는 유통기한이 있다.

술은 남자가 세다? | 알코올은 지방질에는 흡수가 안 되기 때문에 상대적으로 지방이 많고 근육이 적은 여성은 남성들보다 알코올에 약하다. 여성의 간에는 남성의 간보다 알코올 분해효소도 적다고 한다.

술에 강한 사람 | 술이 세다는 것은 알코올 분해 능력이 뛰어나다는 것일 뿐, 간이나 뇌세포 등 인체 장기까지 알코올에 더 잘 견디는 것은 아니다. 술이 세다고 더 많이 마신 사람은 장기의 손상을 그만큼 더 입을 수 있다.

물을 같이 마시면? | 물을 마시는 만큼 알코올은 희석된다. 물 때문에 소변을 자주 보게 되므로 알코올을 빨리 배출시키는 효과도 있다.

숙취 해소법 | 음주 후 잠을 자고 나서 뜨거운 물로 목욕을 하면 혈액순환이 촉진되고 노폐물도 잘 배출되므로 숙취가 해소된다. 그러나 이미 수분과 전해질이 많이 배출된 상태이기 때문에 땀을 많이 흘리는 사우나는 오히려 해롭다.

숙취 해소 | 콩나물국이나 숙취해소 음료 등은 어느 정도 도움이 된다. 콩나물에 들어있는 아스파라긴산은 알코올 분해를 촉진하고 체내 독성을 해소하는 효과가 있다. 체내 수분이 모자라기 쉬우므로 전해질 성분이 있는 이온음료나 비타민을 보충할 수 있는 과일주스를 마시는 것도 좋다.

술과 담배 | 술을 마시면 간은 더 많은 산소를 필요로 하는데, 담배가 체내 산소를 소모해 평상시 흡연보다 더 나쁜 영향을 미칠 수 있다.

33

커피가 몸에 미치는 영향

우리나라 사람들은 커피 전체 수입량을 인구수로 나눠 추정할 때 한 사람이 하루 한 잔 이상의 커피를 마신다. 커피 수입량도 엄청나다. 2천년대 들어 원두 수입량이 폭발적으로 늘어 세계 6위권으로 뛰어올랐다. 2018년 1인당 연간 커피 소비량은 353잔으로 나타났다(현대경제연구원).

하지만 이것만으로 '커피공화국' 운운하는 건 과장이다. 실제 커피를 일상적으로 마시는 북유럽과 주요생산지인 남미국가들에 비하면 아직 기호 소비 수준이다. 북유럽과 남미국가들은 우리의 3~4배에 달하는 커피를 마신다. 핀란드인의 경우 1인당 연간 12킬로그램을 소비하는 것으로 나타났다. 참고로 2022년 우리나라 1인당 커피 소비량은 3킬로그램 정도다.

인류는 언제부터 이렇게 커피를 즐겨온 것일까. BC 4세기 고대 마케도니아의 알렉산더 어록에 등장하는 것을 보면 그 역사는 아주 오래되었다. 알렉산더는 "중대한 기로에 설 때마다 필요한 건 따뜻한 커피 한 잔이다."라고 말했다. 역사에 남은 중세와 근세 이후 인물치고 커피에 관한 에

피소드 하나쯤 남기지 않은 사람은 없는 듯하다.

영국의 철학자 프랜시스 베이컨은 외교사절로 중동에 갔다가 커피를 처음 마셔보고 이렇게 전했다. “터키 사람들은 커피를 음료로 마신다. 이 음료는 사람의 머리를 맑게 하고 소화를 돕는다.” 커피를 마시는 사람들은 이 말에 대체로 공감할 것이다. 커피의 효능은 주로 카페인 성분에서 비롯되는데, 몸에 미치는 좋은 영향과 안 좋은 영향이 계속 발표되고 있다. 실제로 커피에는 과연 어떤 효과가 있는 것일까.

사고 능력 증가

카페인이 두뇌의 사고능력을 증대시킨다는 가설을 검증하기 위한 한 연구에서 커피의 카페인은 문장에서 주어 · 동사 일치, 동사나 시제 등 문장의 오류를 잡아내는 능력을 높이는 것으로 확인됐다.

우울증 감소

하버드대학 연구팀은 매일 커피를 마시는 여성은 우울증에 걸릴 위험이 낮은 것으로 분석했다. 커피를 하루에 2~3잔 마시는 여성은 우울증에 걸릴 위험이 15% 낮고, 4잔 이상 마시는 여성은 20%까지 낮다고 밝혔다.

두뇌 보호

〈알츠하이머병 저널〉은 커피의 한 성분이 카페인과 상호작용을 해서 GCSF의 수치를 높인다고 발표했다. GCSF는 생쥐 실험에서 알츠하이머병을 물리치는 성장인자로 알려져 있다. 이 연구에서 쥐에게 투입한 커피의 양은 사람이 마시는 양으로 환산할 경우 하루 4~5잔 분량에 해당됐다.

전립선암 감소

하버드 공중보건대학은 하루에 커피를 6잔 마시는 남성은 가장 위험한 형태의 전립선암에 걸릴 확률이 60% 낮고, 다른 종류의 전립선암 발병 가능성도 20% 정도 낮다는 연구결과를 발표했다. 또 하루에 커피를 1~3잔 마시면 전립선암 위험을 30%까지 낮출 수 있다고 밝혔다.

기저세포암 예방

미국 암 연구학회 총회에서는 커피가 기저세포암을 예방한다는 연구결과가 발표됐다. 브리검 여성병원과 하버드 의과대학 연구팀은 하루에 커피를 3잔 이상 마시는 여성은 피부암 발병 위험이 20%, 남성의 경우 9% 낮다고 발표했다.

당뇨병 예방

2009년 연구들을 분석한 논문에 따르면 커피를 마시면 성인 당뇨병의 위험이 줄어들며, 많이 마실수록 발병률이 낮은 것으로 나타났다. 논문은 커피를 한 잔 더 마실 때마다 당뇨병 위험이 7%씩 줄어드는 셈이라고 결론지었다.

파킨슨병 위험 감소

2011년 〈알츠하이머병 저널〉에 실린 보고서는 커피가 파킨슨병의 발병 위험을 25% 정도 낮출 수 있다고 밝혔다. 커피 관련 논문 26개를 분석한 이 보고서는 커피를 하루 2~3잔 마실 때 가장 효과가 높은 것으로 분석했다.

커피의 긍정적 효과는 대개 커피에 함유된 폴리페놀과 카페인 등의 작용에서 오는 것으로 보인다. 폴리페놀은 항산화물질이며, 카페인은 각성작용을 포함한 생리활성물질이다. 커피의 항산화 성분이 위암 및 간암세포의 발생과 증식을 억제하는 작용이 실험에서 확인되었다. 커피는 또 혈압을 안정시키는 작용이 있으며, 하루 1~2잔 정도의 커피는 대뇌피질 전반에 작용해 사고력을 높이고 의식을 맑게 해준다. 카페인은 에너지 소비량을 증가시켜 비만 해소 효과도 있다. 아세트알데하이드 분해를 촉진해 음주 후 숙취 해소에도 도움이 된다. 커피의 푸란(Furan) 성분은 입안에 남아있는 음식 냄새를 없애준다.

그러나 커피에는 부정적인 영향도 있다.

- 커피의 카페인이 중추신경을 자극해 숙면을 방해할 수 있다.
- 가벼운 피로 해소 효과는 있지만, 심한 피로감에는 오히려 휴식을 방해해 피로를 가중시킬 수 있으니 피하는 게 좋다.
- 위산 분비를 촉진해 소화를 돕지만, 위염이나 위궤양이 있는 경우는 상처와 통증을 심화시킨다.
- 과도한 양, 하루 5잔 이상의 커피는 심근경색 위험을 2~3배 높인다.
- 심장이 예민한 사람에게서 부정맥을 유발할 위험이 있다.
- 이뇨작용으로 갈증과 탈수 현상이 나타나며 불안, 흥분과 같은 부작용이 나타날 수 있다.
- 하루 3잔 이상의 커피가 여성의 임신을 방해한다는 연구논문도 있다.

34

약이 되는 차 마시기

술과 차와 커피. 이 세 가지는 인간과 다른 동물들의 차이를 구분하는 주요 기준 가운데 하나가 될 수 있다. 기원을 찾기 어려울 정도로 오랜 옛날부터 인간은 이 음료들을 습관적으로 마셔왔다.

녹차, 타임지 선정 세계 10대 슈퍼 푸드

아시아에서 시작돼 전 세계로 퍼진 차(Tea)는 우아한 향뿐 아니라 사람의 건강에도 좋은 여러 가지 효능을 지니고 있다. 특히 물이 좋지 않고 기름진 음식을 많이 먹는 중국인들이 건강을 지키는 데는 일상적으로 마시는 차의 역할이 컸다. 이러한 영향은 현대의학자들에 의해 과학적으로 설명이 되고 있다. 미국의 심혈관 전문가인 예일대 의대 바우어 섬피오 교수는 아시아인에게서 심혈관계의 질병과 암 발생이 현저히 낮은 이유가 차에 있다고 지목했다. 20세기 말에 미국 시사주간지 〈타임〉이 선정해 공감을 얻은 바 있는 '세계의 10대 슈퍼 푸드' 가운데도 당당히 녹차가 들어있다. 여기에는 가공방법에 따라 각기 다른 이름으로 불리는 다양한 차들이 다 포함될 수 있다.

녹차의 상쾌한 맛과 향을 내는 데아닌은 사람의 두뇌에서 알파파를 증가시켜 머리를 맑게 해준다. 알파파는 사람의 마음을 편안하게 해주는 파장으로, 암기력 향상과 스트레스 방어, 피로 해소 등에 효과가 있고 숙면을 취하는 데도 도움을 준다. 데아닌 성분은 다른 성분을 첨가한 것보다 100% 순수한 녹차를 마실 때 더 잘 흡수할 수 있다.

녹차의 카테킨 성분은 인체에 유익한 폴리페놀 가운데 하나로, 다양한 효과가 입증되고 있다. 활성산소를 억제하는 힘이 비타민 C나 E보다 강해 암 발생을 막는 데 도움이 된다. 혈전을 막아 고혈압과 동맥경화를 예방하는 효과가 있다. 녹차는 미생물을 억제하는 힘도 있다. 여러 가지 바이러스와 세균을 억제하는 힘이 있다. 충치균에 대해서도 제거능력이 있으므로 외부에서 활동할 때 식후 양치질이 어려울 때 녹차를 마시면 충치균과 입 냄새를 동시에 해결하는 임시조치가 될 수 있다.

2006년, 비만 여성을 상대로 한 서울대 실험에서 하루 4잔의 녹차를 꾸준히 마시며 유산소운동을 하는 경우 체중이 감량됨은 물론 체내 유해 콜레스테롤(LDL)이 고밀도 콜레스테롤(HDL)로 바뀌고 체내 항산화 시스템이 활성화되었다.

차에도 들어있는 카페인 성분 때문에 이뇨작용을 우려해 운동 중 녹차를 억제한다는 이론도 있었으나, 2천년대 들어와 이루어진 연구에서 그것은 우려할 만한 수준이 아님이 밝혀졌다. 하루 10~20잔의 녹차를 마시면 일시적인 이뇨작용이 일어날 수 있지만, 그런 경우에도 체내 수분의 평형에는 영향을 미치지 않는다는 것이 결론이었다. 운동과 녹차를 병행할 경우 오히려 체내 수분의 균형을 유지하는 데 도움이 될 수 있다는 것이다.

다양한 과일차의 건강 효능

감기 | 귤껍질(진피)차는 비타민 C가 풍부해 감기 예방에 효과가 있다. 모과차는 기침 · 가래를 멎게 하는 한편, 도라지차는 목과 호흡기를 보호해 기침과 천식을 멎게 하고 알레르기 비염에도 효과가 있다. 호흡기에는 작두콩맥문동차도 도움이 된다. 여린 감나무 잎을 말려두었다가 겨울에 쓰면 면역력을 높여 감기를 예방하는 데 좋은 감잎차가 된다.

피부 | 탱자를 끓여 마시면 아토피성 피부염에 효과가 있고, 인삼대추차는 피부에 활력을 더해준다. 솔잎차는 혈색을 좋게 하고, 레몬차는 노화 예방과 피부 보호에 도움이 된다.

다이어트 | 양파는 콜레스테롤을 분해하는 능력이 뛰어나다. 차를 만들 때는 양파의 노란 껍질만 모아 물로 끓인다. 돼지감자도 차로 만들 수 있는데, 비만과 당뇨 예방에 도움이 된다. 팥을 끓여 만드는 팥차는 몸의 부기와 노폐물을 배출시키는 효과가 있다.

허약체질 | 식은땀이 잘 나는 허약체질에는 황기 끓인 물이, 여름철 원기회복에는 생맥산(인삼, 오미자, 맥문동)이 좋다. 감잎차와 구기자차는 면역력을 높여 잔병치레를 막는 데 도움이 된다.

소화기 | 매실차는 배탈 설사를 막는 데 좋고, 생강차는 몸을 따뜻하게 해서 소화가 잘되도록 해준다. 사과차는 변비에 효과가 있고, 옥수수수염차는 소화불량에 효과가 있다.

머리 | 오미자차는 머리를 맑게 하고 박하를 비롯한 허브류는 상쾌한 향기가 스트레스를 날리는 데 도움을 준다. 우롱차는 우울한 기분을 달래준다. 따뜻하게 마시는 대추차는 예민한 신경을 안정시키는 데 효과가 있다. 〈동의보감〉에도 나와 있어 스트레스를 잘 받는 사람들에게 권할 만하다.

해독 | 헛개나무열매차는 독성을 제거하고 특히 지친 간의 회복을 도와주므로 술 마신 후의 숙취 해소에 탁월한 효과가 있다. 칡차도 숙취 해소에 좋다.

원기 | 남성에게는 하수오차, 여성에게는 백하수오차가 도움이 된다. 계피차는 혈액순환을 돕고, 복분자차는 만성피로 해소와 원기회복에 좋다.

35

몸이 차다면 계피차를

한방에서 감초만큼 활용도가 높은 약재가 계피다. 독특한 향이 있어 약재뿐 아니라 음식에도 널리 사용된다. 감초처럼 단맛을 지녀 쓴 한약에 같이 처방되는 경우가 많은데, 맛과 향이 좋고 몸을 따뜻하게 한다. 계피는 성질이 따뜻하고 독이 없어서, 몸이 차서 생기는 질병에 폭넓게 적용된다. 예로부터 성기능을 좋게 하고, 위를 따뜻하게 하며, 오한을 없애고, 어혈을 풀며, 통증을 멈추게 하는 효능이 전해져왔다.

항균·살균

항균 · 살충 및 곰팡이 방지 효과가 있다. 먹는 것뿐 아니라 바르거나 태우고 뿌려서 이용하기도 한다. 계피 끓인 물로 양치질을 하면 충치균과 입 냄새를 없앨 수 있다. 계핏가루를 태우면 모기가 달아난다. 계피를 알코올에 1주일 정도 우려서 그 물을 스프레이에 담아 살충제로 쓸 수도 있다. 침대와 소파 등에 스프레이를 뿌리면 숨어있는 집먼지진드기를 퇴치할 수 있다.

위통·배탈

몸 안에서 유해 식중독균을 퇴치할 수 있다. 위염, 위궤양을 일으키는 헬리코박터균이나 장에서 식중독을 일으키는 포도상구균, 병원성 대장균(O-157)을 퇴치하는 데도 효과적이다.

발열·감기

감기가 있을 때 생강과 계피를 함께 쓴다. 생강을 계피의 0.2~0.5배만큼 더 넣고 끓여 차로 마시면 콧물, 재채기는 물론, 열나고 코가 막히는 증상이 개선된다. 위장이 예민해서 속이 쓰리고 흥분되었을 때 차처럼 마시면 좋다.

갱년기장애

우유를 끓기 직전까지 데운 후 계핏가루를 넣는다. 아랫배가 차고 생리불순, 갱년기장애가 있는 여성에게 유익하다. 단, 임신 중인 여성은 마시지 말아야 한다.

심혈관질환·관절염

꿀과 계피는 혈중 콜레스테롤을 줄이고 손상된 혈관을 재생하는 효과가 있다. 꿀에 계핏가루를 섞어 소스를 만들어두고 매일 아침 빵을 먹을 때마다 잼 대신 발라 먹는다. 꿀물에 계핏가루를 타서 꾸준히 마시면 고질적인 관절염도 개선된다.

36

우유와 두유, 어떤 차이가 있을까

요즘 '건강식=자연식'이라는 인식이 자리 잡으면서 육식보다는 채식 위주의 식생활을 하려는 사람들이 많아졌다. 그에 따라 단백질, 칼슘이 풍부한 완전식품 우유를 대신해 두유를 마시려는 사람들도 늘어났다. 젖소의 사육과 우유 생산 과정에 대한 윤리적 반성도 이러한 변화에 영향을 미친다.

우유나 두유는 모두 우리 몸에 필요한 단백질과 칼슘이 그 어떤 식품보다 많이 들어있다. 그렇지만 딱 꼬집어 어느 것이 더 낫다고 말할 수 없다. 사람에 따라서 우유가 더 좋은 경우도 있고, 두유를 마시는 게 나은 경우도 있다.

5대 영양소가 모두 들어있는 완전식품, 우유

우유는 우리 몸에 필요한 5대 영양소가 골고루 들어있는 완전식품이다. 단백질, 칼슘, 비타민 B_2, 비타민 B_{12}를 우유로부터 공급받을 수 있다. 우유 단백질에는 반드시 섭취해야 할 필수아미노산이 풍부하게 들어있어 어린이의 성장발육과 성인의 체력 유지에 좋다. 칼슘도 풍부해서 치아와 뼈를 튼튼하게 해 골다공증을 예방한다. 우유는 스트레스 해소에도 좋다. 우유에 풍부한 아미노산인 트립토판이 세로토닌 생성을 도와 우울증과 불안감을 예방하고, 편안한 느낌을 갖게 한다. 칼슘 역시 신경을 안정시키는 역할을 한다. 이밖에도 우유는 빈혈을 방지하고 혈압을 낮추는 작용도 한다.

소화 잘되는 우유 대체식품, 두유

두유는 우유와 달리 식물성 단백질로 이루어져있다. 단백질 중에서도 필수아미노산 함량이 높고, 불포화지방산도 풍부하다. 두유의 불포화지방산은 피부 노화 및 동맥경화를 억제하고 혈중 콜레스테롤 수치를 낮추며 노인성 치매를 예방하는 것으로 알려져 있다. 두유가 몸에 좋은 것은 뭐니 뭐니 해도 아이소플라본 때문이다. '식물성 에스트로젠'이라고 불리는 아이소플라본은 갱년기장애를 개선하고 유방암 · 난소암 · 전립선암을 예방한다고 알려진 성분이다. 무엇보다 두유는 유당이 들어있지 않아 유당 분해효소가 부족한 사람에게 부작용 없이 단백질을 충분히 공급할 수 있다는 것이 장점이다.

자연식이 좋다고 두유만 고집하는 것은 바람직하지 않다. 나이가 들면 체력 유지를 위해 동물성 단백질을 어느 정도는 섭취해야 한다. 그런 점에서 바람직한 식품이 우유와 달걀이다. 하지만 우유 알레르기가 있거나 우유를 소화시키지 못하는 사람이라면 우유보다는 두유를 마시는 게 좋을 것이다.

37

소금은 왜 몸에 안 좋을까?

현대인의 건강 상식에서 빠지지 않는 항목 하나가 바로 염분 섭취에 관한 것이다. 암이나 성인병 같은 만성질환에 걸려 식생활 관리가 필요할 때 의사로부터 가장 먼저 듣는 얘기가 바로 '짜게 먹지 말라'는 것이다. 한국인에게 많이 발생하는 위암의 원인으로 맵고 짠 김치나 젓갈 따위를 지목하는 것도 같은 맥락으로 볼 수 있다.

그러나 소금이야말로 인체에 없어서는 안 되는 필수성분이다. 아무것도 먹지 않고 장기 단식을 하는 사람에게도 최소한의 생존수단으로 물과 소금은 필수다. 없어서는 안 되지만 지나쳐도 안 되는 식품, 소금 역시 결론은 '적당량' 섭취에 있다.

생명의 기초 물질, 소금

소금은 생명의 기초 물질이다. 사람의 몸은 수분이 70%를 차지하는데, 이때의 수분은 0.85% 농도의 염분을 지닌 소금물이다. 혈액, 눈물, 콧물 등 사람의 체액은 대개 같은 염도를 유지한다. 이 때문에 체액이 약알칼리를 유지하며 몸속에 침투한 세균이나 바이러스를 제어한다. 체내에 충분한 염도가 유지되면 방어능력이 높아진다. 염분은 세포의 전기적 에너지 생산을 돕는 주요 전해질이기도 하다. 땀을 많이 흘려 염분이 부족해지면 인체는 현기증과 함께 탈진해 쓰러질 수도 있다. 몸에 상처를 입었을 때 상처를 깨끗한 보통 물로 씻으면 쓰라림을 느끼지만, 생리식염수를 쓰면 쓰라리지 않다. 생리식염수는 염도 0.85~0.9%로 체액과 똑같은 농도의 소금물이기 때문이다. 안약이나 비강 분무액도 같은 농도의 식염수를 쓴다.

소금을 이용한 민간요법 40가지

민간요법에서 소금이 사용된 용도만 해도 40여 가지가 전해 내려온다. 우선 소화 계통. 소금은 산과 함께 위액을 구성하는 원료이기도 하다. 소화를 도와주기 때문에 과식해서 속이 답답할 때 소금을 조금 집어먹으면 도움이 된다. 나트륨은 각종 미네랄 성분의 혈액 흡수를 돕는다. 급체했을 때는 소금물을 약간 진하게 마셔 구토를 유도할 수도 있다. 위경련이나 위의 충격으로 명치가 아플 때는 소금을 따끈한 청주에 풀어 마시면 효과가 있다.

지쳐서 기진했을 때, 일사병 · 열사병 등으로 쓰러질 것 같을 때, 심한 갈증이 일어날 때, 약간의 소금을 물에 타 마시면 곧 해소가 되고 정신이 든다. 충치 예방과 치통, 잇몸병 개선에는 소금물 양치가 효과적이다. 위장의 열 등으로 인한 입 냄새는 소금을 끓는 물에 녹여 복용하면 곧 줄어든다. 소금물이 위장을 청소하고 위의 열을 풀어주기 때문이다.

한의서에는 '술을 마실 때 소금을 한 줌 먹으면 술을 2배로 마실 수 있다' 해서 숙취 해소 효과를 나타낸 말이 있다. 멕시코의 전통주 데킬라를 마실 때 소금을 핥아먹는 전통도 이런 효과와 관련 있을 듯하다.

소금은 산성을 중화하기 때문에 설익은 과일을 소금물에 담갔다 먹으면 신맛이 줄어들고 단맛이 늘어나기도 한다. 땡감을 침시로 만드는 방법이기도 하다.

얼굴에 여드름이나 부스럼 같은 것이 생겨 가렵고 보기 흉할 때, 아침마다 따뜻하고 연한 소금물을 만들어 씻으면 염증이 줄어든다. 소금은 기름기를 제거하고 피부의 염증을 가라앉히는 효과가 있다. 만일 주독으로 코끝이 빨개진다면 아침저녁으로 연한 소금물을 한 컵씩 마시고 깨끗한 고운 소금으로 하루 3~5회씩 오래 문지르면 개선된다고 한다. 옛사람들은 각종 염증이나 피부 가려움증에도 소금을 썼다. 소금은 몸 안에서 각종 염증을 개선한다. 제독 · 소염 · 신진대사 촉진 작용을 하고 피를 맑게 하며 살균 · 방부작용을 한다.

소금에서 분해된 나트륨 이온은 세포의 활동에 관여해서 전기에너지의 생산을 돕는 전해질로 작용한다. 몸에 전해질이 부족하면 세포 활동이 느슨해져 인체는 활력을 잃게 된다. 그 결과로 체내 장기의 활동이 둔해져 소화력이 떨어지고 배설이 어려워진다. 노폐물과 독소 배출이 느려지므로 피로 해소가 어렵고 질병에 대한 저항력도 떨어진다. 또 혈액 속에 염분이 부족하면 세균 억제작용도 약화된다. 염증, 아토피, 무좀 등은 몸 안에 염도가 낮을 때 잘 생긴다고 한다. 동의보감에는 가슴의 통증과 구토, 설사를 비롯한 급성위장병, 심한 배앓이와 부스럼에 소금을 마시는 방법과 끓여서 바르는 방법이 소개되어 있다.

소금의 질이 문제다

그런데 왜 오늘날 소금은 몸에 해로운 음식으로만 여겨지는 것일까. 전문가들은 소금의 질 때문이라고 이야기한다. 대다수 대륙 국가에서 먹는 소금(정제염)은 암염을 부숴 만드는 것인데, 99.9% 순수한 염화나트륨 성분이라고 한다. 염화나트륨은 자극성과 독성이 있는 화학물질이다. 한국인들이 전통적으로 섭취해 온 천일염은 미네랄이 풍부한, 질적으로 다른 식품이다. 나트륨뿐 아니라 칼슘, 마그네슘, 칼륨 등 다양한 미네랄을 함유하고 있어 독성이 완화 또는 중화되었다는 게 전문가들의 주장이다.

흔히 사용하는 천일염은 오랫동안 숙성시키면서 바닷물(간수)을 빼서 독성을 완화시킨 것이다. 천일염을 사용해서 만든 김치와 된장, 간장, 고추장은 훌륭한 건강식품이다. 간수를 제거하고 나서 불에 구워 녹이고 다시 가루로 만드는 2차 가공을 하기도 한다. 천일염을 다시 끓는 물에 녹여 재가공한 재제염, 소금을 볶거나 태우거나 쪄서 원형을 바꾸는 가공염(구운 소금, 송염, 죽염)은 보다 더 안전하며 미네랄 성분이 강화된다. 2011년 부산대 식품영양학과 연구팀이 발표한 실험결과에 따르면 죽염은 대장암 세포의 성장을 억제하는 효과가 있다고 한다. 죽염의 암세포 억제 효과는 36~51%까지 나타났으며, 소금을 구운 횟수에 따라 억제 효과는 높아졌다.

38

젊어지려면 마늘을 먹어라

마늘은 국제보건기구가 인정하는 항암식품 가운데 최고의 식품으로 꼽힌다. 탄수화물, 인, 나트륨, 티아민, 비타민 C 등 각종 영양소가 풍부하다. 마늘의 효능은 지금까지 보고된 것만 해도 끝이 없다. 항암 · 항균 · 해독작용 외에 심장병을 억제하고 노화를 방지하며 근육 증강 및 피로 해소 효과가 있다. 기력을 높이는 스태미나 음식으로도 알려져 있다.

마늘의 알리신은 자극이 강하므로 위가 약한 사람은 날로 먹기 어렵다. 가열하면 매운맛과 냄새가 약화하고 살균력도 줄어든다. 하지만 열을 가한 마늘은 생마늘에 비해 항산화물질 활성도가 약 50배 높다. 폴리페놀과 플라보노이드, 과당의 함량이 늘어나 단맛도 난다.

항암

여러 실험을 통해 간암 · 위암 · 폐암 · 전립선암 세포에 대한 억제작용이 입증되었다. 마늘이 보조식품으로 효과를 발휘한 사례는 수없이 많다.

항균

매운맛을 내는 알리신이 고기 비린내를 없애고 고기의 맛을 돋우며 소화를 돕는다. 알리신은 페니실린보다 15단위 이상 높은 살균 효과가 있어 세균의 침입을 막고, 감기 · 기관지염 · 소장염 · 대장염 등을 예방한다.

해독

마늘의 시스틴 · 메티오닌 성분이 해독작용을 한다. 비타민 C와 유지 성분의 산화를 막아 체내에서 과산화지방이 생성되는 것을 막는다. 혈압과 혈중 콜레스테롤 농도를 낮추고 크레아틴 성분이 심장병의 위험을 낮춘다. 혈관을 확장시켜 피부 표면의 온도를 높인다.

노화 방지·스태미나 증가

활성산소와 과산화지방 생성을 막아 노화를 막는 효과가 있다. 대사를 촉진하고 체액의 순환을 활성화시켜 성호르몬 분비를 활발하게 한다.

근육 증강

크레아틴 성분이 근육의 생성을 촉진한다.

피로 해소

알리티아민 성분이 피로물질을 분해해서 피로 해소를 돕는다.

39

부드러운 버섯이 암세포를 이긴다

버섯은 '약효'라는 말을 붙이기 어색할 만큼 맛이 순해 일상 식탁에도 자주 올라온다. 날로 먹어도 좋고 구워 먹어도 좋으며, 찌개나 탕에도 잘 어울린다. 채소와도 잘 어울리고, 고기와 같이 구워 먹어도 잘 어울린다. 한마디로 성격 좋은 팔방미인이다. 알고 보면 고혈압 등 성인병 예방은 물론 암세포에 대한 증식 억제 효과도 뛰어난 다기능 식품이다.

버섯이 특이한 것은 식물로 규정지을 수 없다는 점이다. 동물과 식물의 커다란 차이점은 스스로 자연상태에서 영양분을 체내 생산하는 능력이 있느냐 없느냐에 있다. 동물은 체내에서 양분을 합성할 수 없기 때문에 다른 식물이나 동물을 먹고 살아야 한다.

버섯은 엽록소를 가진 식물도 아니고, 그렇다고 동물처럼 먹고 소화하고 배설하는 기관을 갖추고 있는 것도 아니다. 분류하자면 곰팡이처럼 이미 죽은 식물이나 동물에 뿌리를 박아 양분을 분해 · 흡수해서 살아가는 분해자라고 볼 수 있다.

일반적으로 동식물의 체세포는 원형 또는 타원형의 외형을 갖추었지만, 버섯은 죽죽 찢어지는 균사체다. 생식기관도 따로 없이 곰팡이처럼 포자를 바람에 날려 번식한다. 곰팡이, 깜부기, 효모 등도 커다란 범위에서 같은 균계에 속한다. 다만 균류로서는 가장 발달된 자실체(균사)를 갖고 있어 고등균류로 분류된다. 다른 미생물처럼 수명도 짧아서 3~5일 정도 산다. 햇볕에 견디는 힘이 약해 쉽게 시들지만 그늘지고 습한 곳에서는 오래 산다.

버섯은 세계적으로 2만여 종이 있는 것으로 추정된다. 이중 식용이 가능한 버섯과 불가능한 버섯이 있다. 식용 및 약용버섯의 일부는 인공재배가 이루어지기도 한다. 식용버섯으로는 표고버섯, 느타리버섯, 팽이(팽나무버섯), 목이, 송이, 양송이 등이 있고, 약용버섯으로는 상황버섯, 영지버섯 등이 꼽힌다. 약용뿐 아니라 식용으로 이용되는 버섯도 대부분 암 성장을 억제하는 효과가 있다고 한다. 약용버섯이 식용버섯보다 암 억제 효과가 훨씬 뛰어날 것 같지만 반드시 그렇지도 않다. 지금까지 알려진 종양 억제율은 상황버섯이 90% 이상이고, 팽이버섯과 표고버섯, 동충하초는 80% 이상, 영지버섯과 느타리버섯도 80%에 가깝다.

40

현미는 밥상 위의 보약

쌀은 가장 우수한 비타민 B군 집합체

쌀은 주요 에너지원인 당질 약 75%를 포함해 단백질, 지방, 식물성섬유와 각종 미네랄, 비타민이 골고루 포함된 완전식품이다. 미네랄에는 인과 칼륨, 칼슘, 마그네슘, 나트륨, 철분 등이 골고루 포함되어있다. 쌀의 비타민은 대부분 비타민 B군으로, 비타민 B_1(티아민) · B_2(리보플래빈) · B_3(니아신) · B_9(엽산) 등 복합체가 골고루 들어있다. 비타민 B군 외에 토코페롤이라 부르는 비타민 E도 많이 들어있다.

티아민은 식욕을 증진하고 신경을 조절하며 각기병을 예방한다. 리보플래빈은 어린이 성장발육과 눈 및 구강의 점막을 보호해 구내염, 안질, 설염 등을 예방한다. 니아신은 탄수화물을 에너지로 전환하는 역할을 한다. 부족하면 신경장애와 위장장애를 일으키는 니아신 결핍증에 걸리기 쉽다. 엽산은 적혈구와 단백질, 핵산의 합성에 관여하는 물질이어서 조혈과 생식기능에 중요하다. 체내에 부족해지면 적혈구 감소로 빈혈이 생기고 피부질환과 위장염, 구내염 등이 생기기 쉽다. RNA와 DNA 등 세포 핵산의 합성과 세포 증식 기능이 약화돼 습관성 유산이 될 수도 있다. 피로, 우울 같은 정신적 문제도 생기기 쉽다.

쌀은 인류가 주식으로 하는 다른 어떤 곡물보다도 고른 영양을 함유하고 있어 옥수수나 밀, 감자를 먹는 나라에서도 쌀에 대한 연구가 진행되고 있다고 한다. 쌀에는 비타민 A와 C · D도 들어있는데, 이것은 쌀눈 성분 때문이다. 아홉 번 도정한 9분도 백미는 쌀눈이 거의 떨어져 나간 상태로, 쌀눈 성분을 섭취하기 위해서는 현미로 먹어야 한다.

세포를 구성하는 필수아미노산

쌀에서 단백질 비중은 전체의 6~11%다. 곡류 중에서는 상대적으로 낮은 편이지만, 필수아미노산인 라이신의 함량은 옥수수나 밀가루보다 2배나 높다. 쌀의 단백질은 혈중 콜레스테롤과 트랜스지방의 농도를 감소시키는 기능을 한다. 쌀의 단백질은 껍질 쪽에 많이 들어있어 흰쌀인 경우는 대부분 깎여나간다. 쌀의 건강 성분을 최대한 흡수하기 위해서는 쌀에 현미를 3:1 정도로 섞거나 세 끼 중 한 끼는 현미밥 먹기를 습관으로 들이는 게 필요하다. 현미는 껍질의 식물성섬유 성분도 충분히 살아있어 변비 해소에도 좋다.

비타민과 미네랄, 식물성섬유의 건강 효과

현미는 벼를 한 번 도정해서 맨 바깥 껍질만 벗겨낸 것으로, 쌀겨층이 일부 남아있다. 보통의 흰쌀은 벼를 9~10번을 도정해서 하얀 배젖(호분층)이 노출된 쌀이다. 보통 흑미라고 부르는 검은쌀도 9번을 도정하면 검은

쌀겨층이 깎여나가 백미가 된다. 사람들이 현미보다 흰쌀밥을 주로 먹게 된 것은 쌀겨층의 껄끄러움 때문이다. 그대로 먹으면 입안에서 씹기도 힘들고 위에서 쉽게 소화되지도 않는다.

현미의 영양성분을 흰쌀과 비교하면 식물성섬유 4.7배, 지방 3배, 티아민 8배, 리보플래빈 2배, 엽산 10배, 철분 6배, 칼슘 2.3배, 마그네슘 7배, 칼륨 3.3배 등으로 많은 차이가 난다. 〈삼위일체 건강법〉의 저자인 고 안현필 선생의 비교표에 따르면 현미는 또 위장운동을 돕는 이노시톨이 12배, 혈액순환제인 비타민 K가 10배, 비타민 E 5배, 중금속을 배출시키는 피틴산이 6배나 들어있다고 한다. 피틴산은 쌀 식이섬유로서 체내 면역력을 높이고 유방암과 대장암 발병을 예방하는 것으로 알려져 있다.

다른 각도에서 비교해보면, 현미는 아직 씨앗의 성분을 고스란히 지니고 있어 물에 오래 불리면 싹이 트는 데 비해 백미는 싹을 틔우지 못한다. 쌀이 다양한 양분을 지닌 완전영양식품임에도 흰쌀만 먹어서는 영양부족과 불균형 상태가 될 수 있으므로, 현미를 먹도록 노력할 필요가 있다.

현미, 실속 있고 간편하게 먹기

물에 불리기 | 가장 간단한 방법이 물에 오래 불려서 밥을 짓는 것이다. 흰쌀도 1~2시간 전에 미리 씻어 물에 담가두었다가 밥을 지어야 잘 퍼지고 맛이 좋다. 현미는 그보다 더 오래 불려야 부드럽고 잘 분해된 상태로 만들 수 있다. 씻어서 1~2시간 물에 담가두었다가 건져 젖은 상태로 2시간 이상 더 두면 된다. 물에 담가두는 시간을 좀 더 짧게 하려면 물을 넉넉히 붓고 압력밥솥에 밥을 짓는다. 이때 쌀과 물의 비율은 1:1.4 정도가 적당하다.

흰쌀, 잡곡과 섞어서 짓기 | 현미만으로 밥을 지으면 먹기 어렵다. 흰쌀에 현미를 조금 섞는 방법으로 시작해서 점차 현미 비율을 늘려가는 것이 무난하다. 현미보다 현미찹쌀을 넣으면 더 맛있는 밥이 된다. 잡곡도 몸에 좋으니 섞는 김에 다른 잡곡을 함께 넣어 잡곡밥을 만드는 것도 좋다. 현미와 현미찹쌀, 흰쌀 섞은 것을 60% 이상으로 하고, 콩이나 팥을 10%, 좁쌀 · 수수 · 통보리 · 율무 등을 혼합한 기타 잡곡을 30% 이내로 섞으면 맛있는 영양잡곡밥이 된다.

발아현미 | 현미에 먼저 싹을 틔워 부드럽게 만드는 방법도 있다. 현미는 쌀눈이 남아있어 씨앗으로서의 기능이 아직 살아있기 때문에 물에 불려 온도를 맞춰두면 저절로 싹이 튼다. 발아한 종자는 육질이 분해되어 부드러울 뿐 아니라, 생화학 반응으로 기존의 성분들이 활성화돼 인체에도 유익하다. 물을 부어 상온에 두었다가 1~2일 사이 싹이 1mm를 넘을 때 살짝 헹궈 밥을 짓는다. 자칫 때를 놓치면 싹이 너무 자라거나 발효 또는 부패가 시작될 수도 있으니 주의한다.

41

몸속의 독을 제거하는 디톡스

오염된 대기와 물, 각종 화학약품과 인스턴트식품 등 독성물질이 많은 환경에서 살아가고 있는 현대인들의 몸에는 이미 많은 독소가 축적되어 있을 것이다. 몸에 쌓인 독성물질들은 만성피로와 스트레스뿐 아니라 치명적인 난치성 질환들을 키우는 원인이 된다. 건강하게 오래 잘 살기 위해서는 이러한 독성이 몸에 쌓이지 않도록 수시로 몸속을 청소할 필요가 있다. 당장 심각한 문제가 나타나지 않았다고 해서 방심하거나, 다소 이상을 느끼면서도 방치하고 있다가는 어느 날 갑자기 중병이 발견되는 수가 있다.

중병이 아니라도 당장 몸의 컨디션이 떨어지면 재미가 없다. 인생이 따분하고 울적하다면 먼저 몸에 쌓인 독을 털어내고 가뿐한 컨디션을 만들어보자. 독소 제거를 의미하는 디톡스(Detoxification)가 요즘 건강관리법의 하나로 주목받고 있다.

디톡스, 왜 필요한가

디톡스의 첫 번째 목적은 몸속 노폐물을 제거해 활력을 되찾고 질병에 대한 잠재적 위험을 해소하는 것이다. 이를 위해 식이조절과 운동, 사우나, 마사지, 요가, 명상 등 다양한 수단을 이용한다. 몸에 쌓인 독소의 종류나 반응 현상에 따라 목표와 방법이 달라질 수 있으므로, 특정한 약물이나 운동법 한두 가지에 집착할 필요는 없다. 먼저 나의 몸은 무엇이 문제이며, 어떤 방법으로 문제를 해결할 것인가를 분명히 알아야 한다. 그에 따라 필요한 전문가, 의료진의 조언을 받아 시작하는 것이 좋다.

몸 안의 노폐물이나 독소를 제거하고 나면 몸이 가벼워지고 원인 모를 피로감이나 사소한 불쾌감들이 사라진다. 장기를 비워내고 나면 몸이 가벼워져서 다이어트 효과도 얻을 수 있다. 성공적으로 디톡스가 이루어지면 그 생활리듬을 꾸준히 지켜서 몸이 예전 상태로 돌아가지 않도록 잘 관리해야 한다.

나에게 필요한 디톡스는

• 일상의 과로와 스트레스, 음주와 흡연, 오염된 공기와 음식의 독성 등으로 인해 간이 과로하면 제 기능을 못 해 몸속 피로물질과 독소들이 늘 남아있게 된다. 우선 간 피로의 원인이 되는 술 · 담배를 중단하고, 충분한 휴식과 함께 공해환경에서 벗어날 수 있도록 노력해야 한다. 간 해독에 효과가 있는 음식들을 챙겨 먹는 것도 중요하다. 버섯, 아스파라거스, 아욱, 시금치, 신선한 과일 등을 즙 내어 생식해본다. 간이 피로 상태를 넘어 병세를 나타내기 시작했다면 생식이 위험할 수도 있으니 먼저 의사의 진단을 받도록 한다. 일상의 식사량을 전체적으로 줄이되 콜레스테롤이 많은

육류 섭취를 특히 주의한다.

• 만성적인 소화불량은 위나 장에 대한 디톡스로 해소할 수 있다. 장에 독소가 쌓이면 장내 유익한 세균이 파괴돼 자주 가스가 차고 소화불량과 변비가 생긴다. 장에 가장 효과적인 디톡스는 장을 비우는 것이다. 주말을 이용해 2~3일 정도 단식을 하면 뱃속이 가벼워져서 머리까지 맑아진다. 단식을 시작하기 전 한두 끼는 적은 양의 죽을 먹는다. 단식 중에는 물만 마시고, 회복식으로 가벼운 죽, 소량의 보통 식사를 거쳐 일상식사로 돌아간다. 단식을 마친 후에는 전보다 식사량을 줄이는 게 좋다. 평소 식사량을 30% 줄이면 건강수명이 늘어난다는 연구보고가 있다. 요즘은 가끔 한두 끼를 굶는 '간헐적 단식'도 단식의 효과를 쉽게 얻을 수 있다는 점에서 추천된다.

• 혈액순환이 원활치 못한 사람은 혈액의 디톡스를 고려한다. 혈액 중 콜레스테롤이 많고 활성산소와 젖산 등 피로물질이 많이 돌아다니면 전신권태와 함께 손발이 차갑고 쥐가 잘 나며, 근육통이 자주 생긴다. 요가, 스트레칭, 기공체조 같은 정적인 운동이 혈액순환에 도움이 된다. 하지만 과도한 운동이나 과로로 젖산이 쌓여도 피로감이 가중된다. 이런 경우에는 운동을 쉬고 가벼운 산책이나 복식호흡 정도로 휴식을 취해야 한다. 깨끗한 공기를 많이 마시고 물을 많이 마시며 항산화 성분이 많은 비타민과 채소, 과일로 식사를 대신한다. 샤워나 사우나로 땀을 흘려 체내 노폐물과 독성을 배출시키는 것도 혈액 디톡스의 한 방법이다.

디톡스에 도움이 되는 식품들

독소 제거에 도움 되는 음식을 디톡스 프로그램과 병행하면 해독 효과를 높일 수 있다. 이들 식품을 식탁에 자주 올리는 것도 좋은 방법이다.

• 미역과 다시마 등 해조류에는 알긴산 성분이 풍부하다. 알긴산은 지방과 염분, 중금속, 농약 등 환경호르몬과 발암물질을 흡착해서 몸 밖으로 배출시키며 변비 해소 효과도 있다.

• 담배의 독성을 제거하는 데는 파래와 미나리가 좋다. 파래는 니코틴을 해독 · 중화하고 담배로 인해 손상된 폐점막을 재생하는 효과가 있다.

• 굴과 전복은 천연 미네랄이 풍부하며 몸속에서 중금속을 해독하는 단백질 합성을 돕는다. 특히 아연 성분은 중금속인 납을 배출시키며 남성의 전립선 보호에 유익하다.

• 생강, 마늘, 양파는 피를 맑게 하며 신진대사를 촉진하는 성분이 들어있다. 바이러스 세균을 제거하고 몸의 저항력을 높인다.

42

피를 맑게 하는 생활습관

머리가 무겁거나 자주 아프거나, 빈혈은 아닌데도 이상하게 자주 어지럽거나, 잘 먹고 잘 쉬어도 피로감이 가시지 않거나, 피가 잘 돌지 않는 듯 손발이 저리거나, 어딘가 특정 부위가 늘 아프거나, 여성의 경우 생리가 원활치 않고 기미가 끼고, 남성은 아침에 잠에서 깰 때 거뜬하지 않고 발기력이 약해지거나 지구력이 떨어진다.

이런 경우는 '피가 탁해졌다'라는 진단을 받을 수가 있다. 현대인들이 호소하는 원인 모를 증상들은 대개 공해환경이나 과로, 스트레스, 잘못된 식생활이나 생활습관 등과 관계가 깊다. 좋지 않은 공기를 마시고, 기름기가 많거나 영양이 편중된 음식을 먹는 사람은 몸속의 혈액도 맑지 못하다. 게다가 운동 부족으로 혈액의 흐름이 원활치 못해 혈액의 농도가 짙어지고 노폐물을 처리하는 능력에도 한계가 올 수밖에 없다. 몸속을 돌아다니며 몸 구석구석에 필요한 영양소를 공급하고 노폐물을 처리하는 혈액이 최상의 상태를 유지하지 못하고 탁해지면 핏속의 백혈구나 적혈구 등이 정상을 유지하지 못해 면역능력이 떨어지고 영양공급과 노폐물 수거 기능도 약해진다. 게다가 혈관 내부에 노폐물이 달라붙어 피의 흐름마저 방해하기 시작하면 몸속에 독소가 쌓여 인체의 기능이 전반적으로 떨어지게 된다. 따라서 만성적인 피로가 있거나 기타 이상 증상이 있을 때 그 원인을 혈액을 중심으로 살펴보고 혈액을 맑게 하는 데 초점을 두어 개선방안을 찾는 것도 좋은 방법이다.

피가 어떻게 탁해지나

현대인들은 너무 많은 것을 먹거나, 편중된 영양 섭취를 하는 경우가 많다. 특히 고기를 많이 먹으면서 콜레스테롤이 많은 음식과 알코올, 단 음식 등으로 피가 혼탁해진다. 단것을 너무 먹어 혈당이 높은 혈액은 실제로 점도가 높다. 이런 피가 몸속에 많으면 혈액순환이 어려워질 뿐 아니라 콜레스테롤이 혈관 벽에 달라붙어 혈액의 흐름을 방해한다. 그래서 비만, 동맥경화, 고혈압, 발기부전, 치매, 뇌졸중, 관상동맥경화로 인한 심근경색에 이르기까지 온갖 성인병의 위험이 높아진다.

맑은 피를 유지하는 식습관

피는 영양소와 노폐물을 운반하면서 규칙적으로 간과 심장을 거치면서 노폐물을 쏟아놓고 새로운 산소로 정화되는 과정을 거친다. 이 과정이 정상적으로 이루어진다면 괜찮지만, 주변 환경이나 식습관으로 인해 피가 탁해지는 것이 문제다.

그렇다면 맑은 피를 유지하기 위해서 주의해야 할 식습관은 무엇일까.

- 콜레스테롤이 많은 음식을 적게 먹고 과식을 피한다.

• 식이섬유 섭취를 늘린다. 특히 지방이 많은 고기 등을 먹을 때는 반드시 채소를 함께 먹는다. 식이섬유는 지방이 장에 흡수되는 것을 방해하며 빨리 배출되도록 돕는다.

• 단 음식과 술을 줄인다. 당분은 칼로리 과잉으로 이어지기 쉽고 알코올은 체내에 흡수된 단백질을 지방으로 바꾸는 성질이 있다.

• 상한 음식이나 몸속에서 잘 소화되지 않는 인공첨가물이 든 음식을 피한다.

맑은 피를 유지하는 운동습관

식이요법과 함께 혈액순환이 잘되도록 운동을 꾸준히 하는 것도 좋은 방법이다. 음식물 섭취가 많더라도 노폐물이 제때 잘 배출되면 맑은 피를 유지할 수 있다. 머리 또는 손발이나 전신을 흔드는 운동도 혈액순환을 좋게 하는 운동으로 추천된다.

하루 한 번의 반신욕 | 반신욕은 모세혈관을 확장시켜 혈액순환을 좋게 한다. 38~40℃ 정도의 물에 10~20분 정도로도 충분히 효과가 있다. 반신욕이 힘들다면 족욕도 좋다. 발목에서 종아리까지 20분 정도 담그면 된다.

충분한 수면과 휴식 | 사람이 잠을 자는 동안 핏속의 대식세포 등이 유해물질과 불필요한 물질들을 청소한다. 12시부터 2~3시간 동안은 반드시 잠들어 있어야 할 시간이다. 오래 자는 것보다 깊이 자는 것이 중요하다.

스트레스 피하기 | 스트레스를 받을 때 생성되는 아드레날린은 혈중포도당

이나 콜레스테롤, 지방산을 증가시켜 피를 진하게 만든다.

운동 생활화 | 가벼운 운동은 근육의 수축과 확장, 체온 변화 등을 통해 혈류를 자극하며 혈액정화를 돕는다. 또 몸 안에 남아있는 잉여 영양분의 연소를 촉진하므로 피를 오염시킬 물질을 줄이는 효과도 있다. 수영, 달리기, 속보, 자전거 타기 등 유산소운동이 적당하다.

자주 걷기 | 혈압과 혈당치, 콜레스테롤치가 낮아지며 심폐기능도 강화된다.

금연 | 담배 연기 속의 일산화탄소는 혈중 헤모글로빈과 결합하는 힘이 강하다(산소의 250배). 각 세포들은 헤모글로빈에 의해 산소 대신 일산화탄소를 공급받게 되어 인체의 신진대사에 문제가 생긴다. 깨끗한 혈액을 위해서 담배는 반드시 끊어야 한다.

변비 개선 | 변비가 생기지 않도록 식습관을 잘 관리한다. 몸 안에 노폐물이 많이 남아있으면 혈액 속에 독성물질도 늘어나기 때문이다.

피를 맑게 해주는 청혈 식품

혈액을 탁하게 만드는 음식을 중화해서 맑은 혈액을 유지하는 데 도움이 되는 식품을 '청혈 음식'이라 부른다. 주로 항산화물질과 섬유소가 풍부한 식품들이다.

양파 | 탁해진 혈액이나 손상된 혈관의 회복에 효과가 있다. 퀘르세틴은 강력한 항산화제로 암 예방 효과가 있다. 지방을 잘 분해시켜 고기와 함께 먹으면 좋다. 매운맛의 유화알릴은 혈액의 응고를 늦추는 성질이 있다.

은행잎 | 혈액순환을 돕고 고혈압 · 심혈관질환 · 치매 예방에 효과가 있다. 은행잎에서 추출되는 징코라이드는 항산화 · 항염작용이 뛰어나며 혈액 응고를 막고 혈관을 강화한다.

마늘 | 주성분인 알리신이 혈소판에 작용해 혈전 생성을 막는다. 스코르디닌은 영양소의 완전 연소를 도와 에너지 대사율을 높이고, 매운맛을 지닌 캡사이신 역시 신진대사를 촉진한다.

현미 · 보리 | 풍부한 식물성섬유가 장과 혈관에서 콜레스테롤을 청소하고, 셀레늄 · 페놀 · 스테롤 등의 미네랄 성분이 항산화 효과를 나타낸다. 비타민 B_2는 산화를 억제하고, 비타민 B_1은 당질 대사에 관여해 당뇨 예방 효과가 있다. 비타민 B_9(엽산)이 조혈기능을 돕는다.

감귤류 | 레몬, 귤, 오렌지, 자몽 등 감귤류의 주성분인 시트러스는 뛰어난 항산화물질이다. 비타민 C가 풍부하고 이노시톨 성분은 콜레스테롤 대사를 촉진한다.

청국장 | 콩을 발효시켜서 만드는 청국장에는 낫토균에 의해 낫토키나아제 효소가 생성된다. 이 낫토키나아제 효소가 혈전을 녹이는 작용을 한다.

그 밖에 비타민 B군과 K군 등 다량의 항산화효소를 포함하고 있다.

어패류 · 해조류 | 오징어, 낙지, 굴, 게, 모시조개, 참치 등 어패류의 타우린 성분은 저밀도 콜레스테롤과 혈당수치를 낮춰 혈액을 맑게 하고 심근 활동을 조절한다. 미역과 같은 해조류는 혈액 속의 독성을 제거하므로 산후조리 음식으로 많이 쓰인다.

올리브유 | 올리브유에는 올레산과 리놀레산 같은 불포화지방산이 풍부하다. 올리브유의 불포화지방산은 저밀도 콜레스테롤(LDL)의 비중을 낮추고 고밀도 콜레스테롤(HDL)의 비중을 높인다. 비타민 E, 폴리페놀 등의 항산화 작용으로 혈액과 혈관을 건강하게 지켜준다. 고기를 구울 때 사용하면 육질이 부드럽게 된다.

견과류 | 땅콩, 아몬드, 호두 등 견과류는 세포나 혈관 속의 콜레스테롤이 산화되는 것을 막아 동맥경화 예방에 효과가 있다. 식물성 지질이 혈관의 탄력을 높이는 데 이용된다.

참깨 | 참깨에 포함된 항산화물질 세사미놀과 세사민이 강력한 항산화 및 콜레스테롤 분해작용을 해서 혈관과 혈액의 건강을 유지하는 데 도움이 된다.

녹차 | 녹차의 카테킨은 강력한 항산화물질로, 혈중 콜레스테롤 수치를 낮추고 혈전을 예방한다. 카페인 성분은 지방 연소를 촉진한다.

3장

활력을 유지하는 운동법

43

운동은 젊음을 유지하는 최고의 명약

아무리 몸에 좋은 것을 골라 먹고 호의호식한다 해도 운동을 하지 않는 사람과 꾸준히 하는 사람의 신체와 건강 컨디션은 차이가 난다. 젊어서는 그 차이가 결정적일 만큼 크지 않지만, 나이가 들어가면서 차이는 더욱 벌어진다. 근력과 지구력뿐 아니라 혈압, 면역력, 생리 대사의 기능까지 운동 여부에 따라 늙는 속도나 장애를 느끼는 빈도가 달라지기 때문이다. 그래서 사람들은 나이를 느낄 때마다 몸 운동의 필요성에 공감한다.

건강관리에서 몸 운동의 중요성은 절대적이다. 운동은 면역력과 저항력을 길러주는 것은 물론 뼈와 관절을 강화시켜 퇴화를 늦추고, 비만 · 고혈압 · 당뇨병을 예방 · 치료하는 효과도 있다.

운동을 하면 심장박동은 느려지지만 1회 박출량은 증가해 심장이 강화된다. 운동을 많이 한 사람은 많은 혈액을 통해 충분한 산소가 공급되고 피로의 원인이 되는 찌꺼기도 바로 방출할 수 있어 피로를 느끼지 않고 활동할 수 있다. 운동은 스트레스를 푸는 데도 효과적이며, 감정조절 등 멘

탈 강화에도 큰 도움이 된다. 엔도르핀 분비로 정신적 스트레스가 감소해 깊은 수면을 취할 수도 있다.

그러나 너무 무리하게 강도 높은 운동을 하거나 지나치게 오래 운동을 하는 것은 오히려 건강을 해칠 수도 있으므로 자신에게 맞는 운동을 적절하게 하는 것이 필요하다. 1주일에 3회 규칙적으로 수영, 걷기 등의 운동을 30분씩만 해도 수명을 몇 년 연장할 수 있다. 운동은 수명을 연장시킬 뿐만 아니라 젊음을 유지하는 데도 효과적인 최고의 명약이다.

미국 국립보건원의 노화연구소(NIA)는 가장 신뢰할만한 노화 억제법으로 절식과 운동을 꼽는다. 운동은 90대에 시작해도 늦지 않다고 한다. 한 재활센터에 거주하는 90대 노인 10명을 대상으로 8주간 근력운동을 실시한 결과 다리근육의 힘이 1.7배나 늘었고 근육의 크기도 8%나 커진 것으로 나타났다.

규칙적인 운동은 90세까지도 활력과 지구력 · 유연성을 높여주고, 불안감을 해소하며, 숙면을 유도하고, 나아가 좋은 가족관계를 유지할 수 있게 한다. 노인의 신체적 능력이 감소하는 것은 운동 부족, 과도한 음주 · 흡연 등이 축적된 결과다. 나이 든 후라도 운동을 시작하면 각종 질병으로부터 벗어나 생체나이를 얼마든지 거꾸로 되돌릴 수 있다.

44

걸으면 행복해진다

남녀노소 누구나 할 수 있고 반드시 해야 하는 운동이 걷기다. 의사와 건강전문가치고 “자주 걸으라”는 충고를 하지 않는 사람은 거의 없다. 걷기 운동은 근육과 장기, 심혈관계, 순환계, 소화기 계통에 좋다. 야외에서 걷는 동안 햇볕을 직접 쪼여 체내 비타민이 활성화되고, 신선한 공기를 마실 수 있다. 걷기는 성인병 예방 · 치료에 효과적이고 감기와 같은 유행성 질병에 대한 저항력과 면역력을 높인다. 당뇨병 환자가 1주일에 최소 2시간 이상 빠른 걸음으로 걷는 경우 사망 위험이 39% 낮아진다는 보고도 있다.

1980년대 하와이 호놀룰루 심장센터가 60대 이상 노인 700여 명을 대상으로 추적 조사한 결과, 하루 3킬로미터 이상 꾸준히 걸은 사람들은 1.5킬로미터도 걷지 않은 사람들에 비해 사망률이 절반으로 낮았다고 한다.

걷는 동안 두뇌의 혈액 흐름이 원활하고, 눈에 보이는 시각적 자극과 더불어 두뇌활동도 활발해진다. 히포크라테스도 “걷기는 최고의 보약”이라는 말을 남겼다. 체지방이 많아 걱정인 사람들은 어떤 운동이든 해야 한다. 하지만 격렬한 운동은 부담이 될 수 있으므로 호흡이 벅차지 않은 정도의 운동을 좀 더 길게 하는 것이 좋다. 격렬히 짧게 운동하는 것보다 호흡이 벅차지 않은 정도의 운동을 좀 더 길게 하는 것이 체지방 감량이라는 목표를 달성하는 데 더 유리하다. 여기에 걸맞은 운동이 바로 걷기다.

걷는 동안 600개 이상의 근육과 200개 이상의 뼈가 모두 사용되거나 자극을 받는다. 근골격계 강화에 도움이 된다는 뜻이다. 걷기는 허리와 다리근육을 강화하며, 노화로 인해 팔과 어깨근육이 굳는 것을 막는 데도 효과적이다. 호흡과 맥박에 직접 영향을 주므로 심폐기능을 강화하고 고혈압의 증상을 개선시킨다. 걷는 동안 혈관 속 피의 움직임이 활발해져 각 장기에 생성된 노폐물과 산화물질들을 청소하는 역할도 한다. 중년 이후 심장의 기능이 약화될수록 하루 30분 이상 걷는 습관은 중요하다. 이상적인 권장시간은 중간 휴식을 포함해 2~3시간 정도다.

남성의 전립선과 여성의 생리 대사에도 도움이 된다. 특히 남성의 전립선 건강에는 필수적인 운동요법이다. 이스라엘 라마트간 발기부전센터에서 45세에서 55세 사이의 발기부전 남성 243명을 대상으로 1주일에 3회 이상, 한 번에 4킬로미터의 걷기를 처방한 결과 67%의 환자가 증상이 개선되어 더 이상 비아그라 처방이 필요치 않게 되었다고 한다.

걷기를 통해 혈액순환이 좋아지면 두뇌에 영양공급이 활발해져 사고능력이 높아진다. 인류의 정신을 발전시킨 데도 걷기의 공이 크다. 예로부터 많은 철학자와 시인, 작가들이 하루 일과 중 걷기를 빼놓지 않았다. 걷는 동안 하반신의 근육이 자극을 받아 뇌에서 호르몬 분비가 잘 되고, 스트레스를 억제하는 부신피질 호르몬도 활발히 생성된다. 부신피질 호르몬은 혈압의 안정을 돕기도 한다.

45

건강에 도움 되는 걷기 요령

걷는 데도 특별한 기술이 필요하다. 건강을 위해 일부러 시간을 내서 걷는 것이라면 무작정 걷기보다는 건강에 도움이 되는 걷기 요령을 알아야 한다. 잘 걷는 방법과 주의사항을 알아두면 운동 효과도 높일 수 있고 꾸준히 계속하는 데도 도움이 된다.

즐겁게 걸어라

우선 걷기가 즐거워야 한다. 지루하거나 피로하기만 하다면 아무래도 생활화하기가 어렵다. 걷기에 즐거운 환경을 갖춘 '즐거운 코스'를 찾아내는 것이 도움이 될 것이다. 발이 불편하지 않은 운동화도 필요하다. 눈이 즐겁거나, 친구와 같이 걷거나, 좋아하는 음악을 들으면서 걸으면 지루함을 덜 수 있다. 핸드폰 같은 것에 신경을 빼앗기면 집중력이 떨어지고 안전사고의 위험도 있으니 피한다.

시간이 없거나 주변에 걷기 좋은 코스가 마땅치 않다면 출퇴근길의

걸음걸이가 수상쩍다면?

어느 날 갑자기 걸음걸이에 이상이 생긴다면 건강상태를 점검해볼 필요가 있다. 갑작스럽게 걸음걸이가 부자연스러워지거나 잘 넘어진다면 뇌신경 질환의 초기 증상일 수도 있으므로 정확한 검진을 받아보는 게 좋다. 뇌졸중으로 소뇌에 이상이 생기면 균형감각을 잃어 뒤뚱거리거나 발이 끌리는 등 이상한 모습을 보일 수 있다.

척추에 이상이 생겨도 걸음걸이에 문제가 발생할 수 있다. 척추가 옆으로 휘어지는 척추측만증의 경우, 몸 전체의 자세가 휘어지고 골반까지 틀어지면서 걸음걸이가 불편해지고 심하면 걸을 때 다리를 절뚝거릴 수도 있다. 또 디스크나 척추관협착증의 경우 걸음을 걸으면 다리가 저리고 아파 오래 걷지 못하고 쪼그리고 앉았다 가야 하는 일이 생긴다. 골반과 다리를 잇는 엉덩이관절이나 무릎관절이 좋지 않아도 보행이 어렵다. 그 밖에 당뇨가 심해서 말초혈액순환이 잘 안 되는 경우에도 척추신경이 눌리는 것과 비슷한 증상을 보이면서 걸음걸이가 불편해진다.

잘못된 걸음걸이는 보기에도 이상할 뿐 아니라 걸을 때 에너지 소모가 많아져서 쉽게 지치고, 발목이나 무릎관절, 대퇴 관절의 퇴행성 변화와 통증, 골반 이상, 척추질환 등을 유발할 수 있다. 조금이라도 걸음걸이에 이상이 느껴진다면 일찌감치 원인을 파악해 교정하는 노력이 필요하다.

일부 구간을 정해 걸어도 좋다. 일상적인 걷기 외에 가끔은 여럿이 모여 트레킹이나 숲길 걷기, 둘레길 탐방, 가벼운 등산 같은 이벤트성 걷기를 즐기는 것도 좋다.

거리나 시간의 목표를 정해라

막연히 걷기보다는 목표를 정해놓고 걷는 게 효과적이다. 시간이나 거리

혹은 목적지 등을 정해놓으면 목표에 대한 성취감이 생겨 지루하지 않을 뿐 아니라 좀 더 계획적이고 체계적인 운동 관리도 가능하다. 보통 성인의 경우 시간은 한 번에 30~90분, 거리는 2~4킬로미터 사이로 걷는 게 적당하다. 만보기를 이용해 하루 1만 걸음 안팎으로 달성목표를 정할 수도 있다.

속도는 건강한 성인의 경우 시간당 평균 4킬로미터 정도가 적당한데, 뱃살을 빼려면 숨이 차지 않는 범위에서 좀 더 빠르게 걷는 것도 좋다. 빠른 속도와 느린 속도를 섞어서 변화를 준다. 평지만 이어지는 것보다는 약간의 오르막과 내리막이 섞여 있는 코스가 더 좋다. 많이 걷지 않던 사람은 우선 짧은 거리에서 시작해 서서히 목표를 늘려나간다.

바람직한 걷기 자세는

눈은 전방 15~30미터 정도를 응시하며, 가슴을 펴서 척추를 곧게 하고 팔을 가볍게 흔든다. 걸을 때는 발뒤꿈치부터 착지해 발 중앙부(외측 가장자리), 발가락 뿌리 쪽 순서로 발을 디디며 걷는 것이 바람직하다. 왼쪽이나 오른쪽 어느 한쪽으로 힘이 쏠리지 않게 걷도록 유의한다. 무릎 안쪽이 서로 스치면서 걸어야 팔자걸음, 안짱걸음 등을 방지할 수 있다. 발자국은 11자 형으로 평행을 이루는 게 좋다.

유의사항

단순한 걷기라 할지라도 운동 시작 전에는 적당한 워밍업이 필수다. 걷기 전 물 한 컵을 마시고 발목과 무릎 스트레칭을 해서 발목관절이 놀라지 않도록 한다. 뭔가를 손에 들고 걸으면 몸이 무게 균형을 맞추기 위해 척추가

한쪽으로 기울고 어깨와 골반뼈까지 뒤틀릴 수 있으므로, 걸을 때는 손에 아무것도 들지 않는다. 특히 무거운 손가방이나 숄더백과 같이 한쪽 어깨를 기울게 만드는 휴대품을 오래 들고 걷는 것은 피해야 한다.

햇볕이 강하거나 더운 날은 한 번에 30분 이상 걷지 말고 그늘을 찾아 잠깐씩 쉬면서 걷는다. 음식을 먹은 직후, 잠에서 깨어난 직후에는 많이 걷지 말고, 발의 피로는 그날로 풀어준다. 운동 후 샤워나 발 씻기는 미지근한 물로 하는 것이 좋다.

46

단시간에 뱃살을 빼고 싶다면 순환운동이 좋다

여성이건 남성이건 중년으로 넘어가면 흔히 뱃살이 붙는다. 여성의 경우 여성호르몬의 감소로 인해 배와 허벅지, 팔 등에 지방이 자연스럽게 쌓이기 마련이다. 출렁이는 뱃살을 그냥 두면 건강에도 적신호가 온다. 내장지방은 특히 위협적이다. 내장지방은 혈중 인슐린 수치를 높여 여러 가지 성인병을 불러온다. 실제로 배가 나온 사람은 그렇지 않은 사람에 비해 당뇨병은 5배, 고혈압은 3.5배, 심장병은 2배 정도 발병률이 더 높다고 한다.

그래서 많은 사람들이 다이어트를 시도하지만 굶어서 빼는 다이어트는 건강에 좋지 않다. 먹지 않으면 단기간에 살이 빠지기는 하지만 운동을 병행하지 않을 경우 요요현상을 피할 수가 없다.

단시간에 뱃살을 빼는 데 아주 효과적인 방법으로 순환운동을 추천한다. 순환운동은 유산소운동과 근력운동이 혼합된 운동법으로 하루 15분만 투자하면 된다. 미국에서는 오래 전부터 비만인들을 위한 체중 감량법으로 인기를 얻고 있다. 핀란드에서는 당뇨 위험이 높은 비만 환자들을 대상으로 6개월간 순환운동을 실시한 결과 체중이 평균 7킬로그램이나 감량됨은 물론 당뇨 수치 역시 현저히 줄어들었다고 한다.

유산소운동과 근력운동을 30초씩 번갈아 반복한다

가장 쉽게 시작할 수 있는 것이 10단계로 이루어진 15분 순환운동 프로그램이다. 10단계 15분 프로그램은 점프하며 털기, 팔굽혀펴기, 제자리 달리기 등 10가지 동작을 각 30초씩 3세트 하되, 휴식시간 없이 이어서 진행한다. 10가지 동작 중에는 유산소운동과 근력운동이 번갈아 반복된다.

유산소운동 없이 근력운동만 하면 피로물질인 젖산의 분비가 급증한다. 유산소운동과 근력운동을 번갈아 하면 피로가 덜 쌓이고 효과는 더 높아진다. 한 단계를 30초 단위로 제한한 것은 젖산 분비를 막을 수 있는 적정 시간이 30초 정도이기 때문이다.

순환운동은 전체가 15분이라는 짧은 시간에 이루어지기 때문에 적절한 강도를 유지해야 충분한 효과를 볼 수 있다. 운동하면서 옆 사람과 대화하는 게 좀 벅차게 느껴질 정도면 적당하다. 운동 시작 전에는 충분히 스트레칭을 하고, 운동이 끝난 후에도 반드시 스트레칭으로 마무리한다.

15분 순환운동 프로그램

다음의 각 단계를 각각 30초 이내로 한다. 소리 내어 숫자를 세면서 하면 시간을 측정하기가 쉽다. 10단계를 마치면 바로 처음부터 다시 시작해 3세트를 반복한다.

1 제자리 뛰며 털기 _ 유산소운동

제자리에서 점프하듯 가볍게 뛰면서 팔과 다리를 털어주는 동작이다. 전신의 말초 근육과 혈관을 자극해서 순환에 도움이 된다.

2 팔굽혀펴기 _ 근력운동

각자 체력수준에 맞게 30초간 팔굽혀펴기를 한다. 이 운동이 어렵다면 엎드려 무릎을 바닥에 댄 채로 팔굽혀펴기를 해도 괜찮다.

3 제자리 달리기 _ 유산소운동

제자리에서 무릎을 높이 올리며 빠르게 질주하는 기분으로 달린다. 자신이 할 수 있는 능력의 70% 수준이면 좋다.

4 스쿼트 _ 근력운동

다리를 어깨너비로 벌리고, 팔은 어깨높이에서 팔짱을 낀다. 이 상태에서 숨을 들이마시며 상체는 꼿꼿한 자세를 유지한 채 천천히 무릎을 굽힌다. 의자에 걸터앉을 때와 같은 자세로 허벅지와 바닥이 평행이 될 정도까지 굽힌 뒤, 1~2초 정도 정지했다가 천천히 숨을 내쉬면서 올라오기를 반복한다.

5 다리 들어 올려 걷기 _ 유산소운동

제자리에서 허벅지가 가슴에 닿을 정도로 힘차게 들어 올리며 걷는다.

6 크런치 _ 근력운동

윗몸일으키기처럼 누운 자세에서 윗몸을 완전히 일으키지 말고 중간쯤에서 멈추었다가 다시 내려놓는다. 상체를 들어 올릴 때는 숨을 멈추고 제자리로 내려오면서 숨을 내쉰다. 두 손은 서로 교차해서 가슴 위에 올리는 것이 좋다. 앞으로 뻗거나 깍지 껴서 뒷목에 붙인 자세도 괜찮다.

7 스텝 _ 유산소운동

계단 높이 정도의 발판을 앞에 놓고 팔을 가볍게 흔들면서 한 발씩 차례로 뛰어올랐다 내려오기를 반복한다.

8 사이드 런지 _ 근력운동

손을 허리에 대고 다리는 어깨너비로 벌린다. 왼발은 움직이지 않고 오른쪽 다리부터 약간 뒤쪽으로 벌려 왼 무릎이 90도가 될 정도로 구부린다. 다음은 반대로 오른발을 고정하고 왼발을 뒤쪽으로 벌려 무릎을 구부린다.

9 PT 체조 _ 유산소운동

다리와 팔을 동시에 벌렸다 차려자세로 돌아가는 동작이다. 양발을 어깨너비로 벌리고 30초 동안 쉬지 않고 팔 벌려 뛰기를 한다.

10 배근운동 _ 근력운동

바닥에 엎드린 상태에서 양팔을 위로 올려 바닥을 짚고 허리를 낮추며 천천히 상체를 들어 올려 2~3초간 있다가 제자리로 돌아온다. 상체를 들어 올릴 때 숨을 멈추고, 제자리로 돌아오면서 숨을 내쉰다.

47

맨발로 맨땅 걷기

맨발로 맨땅 걷기가 유행이다. 인터넷 블로그나 유튜브에는 고혈압이 개선되었다, 허리통증이 사라졌다, 불면증과 두통이 사라졌다, 비만이 개선되었다, 위장병이 나았다는 등등 '간증'이 쏟아진다. 하루 30분~1시간 정도 주기적인 맨발 걷기를 하는 동안 주의력 집중, 인지능력 향상 등 정신이 맑아지는 효과가 있다고도 한다. 암, 뇌졸중, 고혈압 등 중증 질환자들이 맨발로 숲길을 걸으면서 건강을 회복했다는 경험담도 어렵지 않게 들을 수 있다.

최근에 경북 문경새재에서 열린 맨발 걷기 행사에는 전국에서 3천 명이나 되는 '맨발 족(族)'들이 모여들어 맨발 걷기의 경험을 나누었다고 한다. 지자체가 관리하는 공원마다 '맨발 걷기' 코스가 새롭게 조성되기도 한다. 맨발 걷기는 아마도 코로나 시대 이후 가장 눈에 띄게 확산된 건강관리법이 아닌가 싶다.

맨발 걷기는 대체 무슨 원리로 건강 효과를 낸다는 것이며, 어떤 요령이나 주의점이 있을까. 오랫동안 '맨발 걷기'(Barefoot Walking)라 불린 이 운동법은 최근 들어 '접지(接地)'를 뜻하는 '어싱'(Earthing)이란 명칭으로 더 많이 불리고 있다. 맨발 걷기의 효과와 원리에 대해 알아보자.

효과 1. 발 반사구 지압 효과

맨발 걷기의 효과는 맨발로 걸을 때 발바닥에 가해지는 물리적 압력에서 찾을 수 있다. 발바닥에는 인체의 오장육부와 연결되는 반사구가 있다. 발바닥이 땅에 직접 닿으면서 압력을 받아 발바닥을 골고루 눌러주는 지압 효과를 내므로 두뇌부터 소화기, 호흡기, 순환기, 생식기 할 것 없이 몸 전체의 건강에 도움이 된다는 것이다. 신발 속에서는 거의 자극을 받기 어려운 발바닥 아치 부분까지도 땅바닥에 돌출된 돌부리나 자갈 등에 의해 자극을 받을 수 있다.

효과 2. 혈액을 뿜어 올리는 '제2의 심장' 효과

체중에 의해 발바닥이 눌릴 때마다 발바닥 근육은 매번 수십 킬로그램의 압력을 받게 되는데, 걸을 때 생기는 반복적인 압력이 근육 속 미세혈관을 계속 압축-이완시켜 펌프질 효과가 발생한다. 혈액을 뿜어 순환시키는 펌프운동은 본래 심장의 고유 기능인데, 걷는 동안 발바닥에서 일어나는 펌프작용이 심장의 펌프운동을 돕게 된다. 비만, 고지혈 등으로 심장에 부담이 큰 사람일수록 걷기의 필요성은 더 높다고 하겠다.

효과 3. 몸속 피로물질 정전기를 배출시키는 어싱 효과

모든 생물은 생체전기에 의해 뇌와 각 기관이 신호를 주고받으면서 움직여 살아가고 있다. 인체도 예외가 아니다. 전자제품을 사용할 때 정전기가 발생하고 그것이 기계에 축적되면서 고장을 일으키거나 성능이 저하될 수 있듯이, 인체에 불필요한 정전기가 축적되면 만성피로를 비롯한 기능 저하가 나타난다. 자연과 흙바닥에서 뒹굴며 살던 옛날에는 없던 현대병이 생겨난 것은 인간이 흙을 밟지 않게 된 것과 관련 있다. 맨발로 땅을 밟을 때 몸속 피로물질인 양전하의 정전기가 배출되어 몸의 컨디션이 좋아진다. 특히 뇌의 상태가 안정되어 신경작용에 도움이 될 수 있다.

효과 4. 땅의 항산화 전자 흡수, 몸속 염증을 제거

발이 땅바닥에 연결되어있는 동안 흙에 형성되어 있는 항산화 전자들이 체내로 들어와 몸속의 활성산소들을 중화시킴으로써 염증을 줄이고 면역기능을 향상시킨다. 염증은 몸 안에서 각종 박테리아 바이러스와 대기오염물질 같은 이물질의 침입에 대응하는 면역반응의 결과물이지만, 그것이 제때 제거되지 않고 쌓이면 만성 염증이 되어 건강한 세포에 피해를 줄 수 있다.

부수적인 효과 : 에너지 증가, 편안한 잠, 스트레스 감소 등

맨발 걷기는 주로 야외에서 이루어지기 때문에 접지 효과 외에도 햇볕 쬐기나 피톤치드 마시기, 스트레칭, 유산소운동 같은 여러 가지 건강법과 병행해서 시너지 효과를 낼 수 있다.

영국의 한 건강잡지는 맨발 걷기의 이점을 ①염증 감소 ②코르티솔 감소 ③에너지 증가 ④피로 감소 ⑤질병의 치유속도 증가 ⑥통증 감소 ⑦기분 전환 ⑧혈압 안정 ⑨몸의 균형 회복 등 9가지로 요약하고 있다.

맨발 걷기 요령과 주의점

맨발 걷기는 맨발로 걷기에 불편하지 않은 땅만 있으면 누구나 시작할 수 있다. 산행 중에 안전한 일부 코스를 맨발로 걸어도 되고, 학교 운동장 같은 제한된 공간을 맴돌아도 된다.

일반적으로 맨발 걷기는 안전하지만, 발바닥에 상처가 생길 가능성에 대해서는 경계를 해야 한다. 질척거리는 땅, 동물이나 벌레 · 곰팡이들에 대해 안전성이 확인되지 않은 풀밭이나 숲길, 날카로운 돌이나 솔잎이 많은 길 등은 피하는 게 좋다. 특히 발에 상처가 있는 사람, 족저근막염이나 당뇨병이 있는 사람 등은 감염의 우려가 있으므로 피해야 한다. 본격적인 맨발 걷기를 위해 파상풍 예방주사를 미리 접종받는 사람도 있다.

가장 좋은 토양은 햇빛을 충분히 받은 모래 지형이다. 여름 해변의 백사장은 최상의 코스라 할 수 있다. 시멘트 포장이 된 곳에서도 어느 정도 접지효과를 얻을 수 있지만, 되도록 보드라운 맨흙이 드러난 곳을 걷는 게 이상적이다.

48

봄, 움츠렸던 몸 서서히 일깨워라

추위가 가고 따스한 봄볕이 내리쬐면 사람의 몸에도 봄기운이 스며든다. 겨우내 움츠렸던 인체에도 생리적 변화가 시작되므로 이에 맞춰 몸 운동을 시작하는 게 자연스럽다. 운동을 하지 않던 사람이라면 봄철에 시작하는 것이 좋다. 야외에서 운동하면서 들이마시는 신선하고 훈훈한 봄 공기는 폐에도 부담을 주지 않는다.

그러나 평소에 운동을 하지 않던 사람이 날씨가 좋다고 갑자기 무리한 운동을 하면 오히려 다칠 수도 있으니 주의해야 한다. 겨울 동안 운동을 거의 하지 않았거나 운동량이 적었던 사람은 우선 움츠렸던 몸을 깨운다는 데 목표를 두고 가벼운 걷기와 실내 근력운동 같은 것으로 시작한다. 처음부터 강도 높은 운동을 길게 하기보다는, 가볍게 시작해서 운동 시간과 강도를 서서히 늘려나가도록 한다. 운동을 시작할 때는 먼저 준비운동을 충분히 해야 부상 위험을 막을 수 있다.

평소 지병을 가진 사람들은 봄 환절기에 특히 주의해야 한다. 일반적으로 심혈관계질환은 추운 겨울에 취약하지만, 봄이 되면서 아무래도 방심하는 경우가 많아 위험성이 더 높아진다. 운동을 하는 중에도 스스로 신체기능 저하, 감각상실, 시야장애, 의식장애 등의 느낌이 있을 때는 즉시 운동을 중단하고 앉거나 누워 편안한 자세를 취한 뒤 몸을 따뜻하게 감싸고 쉬어야 한다.

봄철 운동은 미세먼지에도 대비해야 한다. 봄철에는 따뜻한 날씨 때문에 대기가 건조해지면서 미세먼지가 많이 떠다닌다. 사람은 보통 휴식상태에서 하루 1만 리터의 공기를 호흡하는데, 운동을 하게 되면 더 많은 공기를 호흡한다. 어쩔 수 없이 바람 불고 먼지가 있는 날 운동을 해야 하는 경우라면 물을 많이 마시는 것이 좋다. 기도, 기관지의 점액섬모는 미세분진을 입 쪽으로 끌어올려 배출시키는데, 구강과 기관지가 건조해지면 이 기능이 상실된다. 먼지가 많은 날, 운동 후 숨이 찰 때는 가능하면 입보다는 코로 숨 쉬도록 한다. 이와 함께 항산화비타민인 베타카로틴, 비타민 C · E 등을 충분히 복용한다.

봄철에 시작하는 운동으로는 걷기, 조깅, 등산 등이 적당하다. 겨우내 움츠러든 몸이 서서히 적응해나가기 위해서는 걷기운동부터 시작하는 것이 좋다. 걷기운동은 체중을 조절하는 데도 효과적이다. 겨울철의 과다한 음식 섭취와 운동 부족으로 인한 과체중을 조절하는 데는 조깅이 적당하다. 조깅은 대표적인 유산소운동으로 심폐기능을 향상시킬 수 있다.

등산 역시 봄철에 하기 좋은 운동이다. 등산은 심폐기능을 향상시킬 수 있고 무릎과 허리 등을 강화하는 데도 도움이 된다. 특히 중년 이후라면 격렬한 운동보다 등산이 제격이다. 정신적 · 심리적으로 정화 효과가 있으며, 근육을 강화할 수 있는 장점이 있다.

49

여름, 일광욕 즐기되 야외활동 자제

여름은 기온이 높고 일조시간이 12시간 이상으로 길다. 인체에 미치는 유익한 영향을 최대한 늘리고 불리한 영향은 최대한 피한다는 원칙을 전제로 건강관리의 전략을 세워보자.

햇빛은 지구 생태계 전체를 기르고 소독하고 강화시키는 에너지원이다. 사람도 햇빛으로부터 심신 건강에 두루 유익을 얻는다. '여름에 몸을 태우면 겨울에도 감기에 걸리지 않는다'는 속설은 선탠효과를 잘 나타낸 말이다. 일광욕을 통해 인체가 얻을 수 있는 대표적 영양소는 비타민 D와 멜라토닌 등이다. 그밖에도 비타민 C를 비롯한 영양소와 활력소들이 활성화되어 인체 면역력과 기력증진, 정신건강에 좋은 영향을 미친다. 이 같은 효과는 대개 햇빛을 직접 받을 때 자외선(UV)이 피부에 침투해 나타나는 것으로, 자외선 차단 유리나 선크림 등은 그 효과를 감소시킬 수 있다.

그러나 자외선을 지나치게 받으면 피부에 화상을 입거나 피부 노화, 기미 발생의 원인이 될 수 있으니 한낮의 강한 햇빛은 피해야 한다. 햇빛은 강력한 소독 · 살균 효과가 있다. 햇볕 좋은 날, 실내에 있는 이불 · 식기 · 가구 등을 내다 널면 바이러스 · 세균 · 곰팡이 · 불필요한 습기 등을 제거할 수 있어 건강위생에 도움이 된다.

덥고 습한 날씨로 스트레스를 받을 때 명상을 하는 것도 좋다. 명상이나 체조가 마음을 안정시켜 스트레스를 누그러뜨리는 효과가 있다.

여름철에 강도 높은 실외운동은 삼간다. 체온이 너무 올라가면 호흡도 곤란해지기 때문이다. 이른 아침이나 냉방시설이 잘된 실내에서 하는 운동은 괜찮지만, 에너지 소비가 큰 야외운동은 자제하는 것이 좋다. 평소보다 운동 강도를 낮추고 시간도 줄이는 것이 안전하다. 심혈관계질환이 있는 사람은 새벽 운동보다 야간에 산책이나 조깅 등을 하는 게 더 좋다.

운동을 할 때는 목이 마르지 않더라도 틈틈이 물을 마시되 탄산수나 주스 등은 피한다. 탈수 현상이 나타날 때는 스포츠음료를 마시거나 물과 함께 염분을 적당히 섭취하도록 한다. 복장은 햇빛을 막아주고 열 발산이 잘 되는 밝은색의 헐렁한 옷이 좋다. 열을 발산하기 좋은 수상스포츠와 수영 등도 여름 운동으로 좋다. 수영은 관절이 약한 중장년층에게 권할 만하다.

운동과 함께 제철 과일과 채소로 수분과 비타민을 보충하면 지친 몸을 회복시키는 데 좋다.

50

가을, 짧아지는 햇볕을 최대한 활용하라

가을에는 오곡백과가 풍성하고 야생의 동물들은 식욕이 상승한다. 동물들은 충분히 살을 찌워 아무것도 나지 않는 겨울을 대비할 수 있고, 식물들은 열매를 먹는 동물들을 이용해서 씨앗을 퍼뜨린다. 자연생태계가 건강과 영속성을 동시에 유지하기 위한 견고한 시스템이다.

인간은 어느 정도 야생적 환경을 벗어나 살고 있다. 한겨울에도 푸른 채소를 생산해 먹고, 열대과일을 마음대로 생산하거나 수입해 먹는다. 계절이 다른 나라로 여행하기도 한다. 하지만 아무리 도시 문명과 과학기술이 발전한다 해도 인간이 자연의 질서를 아주 벗어날 수는 없다. 사람의 몸도 계절의 질서를 기억하고 일조량에 반응하는 자연 개체의 하나이기 때문이다. 예전에는 '가을 보약'이라 해서 이 시기에 씨암탉을 잡거나 호박과 꿀을 달여 온 가족이 함께 먹는 민간풍습이 있었다. 야생동물들의 본능적인 겨울 준비 원리에 비춰보면 겨울 대비 건강법으로 여전히 효과가 있을 것 같다.

가을의 특징은 첫째 일조량이 줄어드는 환절기라는 점, 둘째 먹거리가 많은 결실의 계절이라는 점, 셋째 상쾌한 날씨가 이어져 야외활동에 적기라는 점이다. 가을에 문화예술과 스포츠 행사가 많은 것은 우연이 아니다. 선선하고 습도도 높지 않은 날씨가 운동과 창작활동에 대한 동기를 높여주기 때문이다. 이런 의욕을 발판으로 운동을 시작하기에도 좋은 때가 가을이다. 걷기, 뛰기, 등산, 자전거 등 유산소운동 외에 공원이나 산길에서 맨발 걷기를 시작해도 좋다.

가을 환절기에는 특히 일교차에 유의해야 한다. 일반 감기는 물론 냉기로 인한 폐렴이나 바이러스에 의한 독감들도 봄보다 가을 환절기에 더 쉽게 유행한다. 최근 몇 년 동안 세계 인류를 공포에 떨게 했던 코로나-19도 처음 시작은 늦가을이었다. 폐렴의 경우 11~12월이 발생률이 최고조에 이른다는 통계가 있다. 심근경색과 뇌졸중도 일 년 중 12월에 이어 10월 발생률이 두 번째로 높다고 한다. 일교차 때문에 찬 기온에 갑자기 노출되어 생기는 위험이다.

'가을 탄다'는 말이 있다. 일조량이 줄어들고 밤이 길어지면서 일반적으로 세로토닌 호르몬의 분비가 줄고 멜라토닌 분비는 늘어난다. 이로 인해 기분이 가라앉고 우울감이 커지는 현상이다. 지극히 자연스러운 현상이지만, 우울감이 너무 심해지면 무기력, 우울, 과식, 과수면 등 계절성 정서장애가 나타나기도 한다. 햇빛 있는 시간에 적극적으로 밖에 나가 걷고 규칙적인 식사와 수면 등으로 생활 리듬이 깨지지 않도록 한다.

가을 햇볕은 피부에도 그리 유해하지 않다. 햇빛을 받은 피부에서 비타민 D가 풍부히 생성되는데, 이 비타민은 체내 칼슘 흡수를 도울 뿐 아니라, 가을 특유의 우울감을 이길 수 있는 긍정적 감정을 높여준다.

51

겨울, 실외보다는 실내 활동을 적극적으로

겨울이 되면 사람들은 자연스럽게 바깥 활동을 줄이고 실내에 머무는 시간이 많아진다. 추위로 인해 활동이 줄어들면 근육과 골격이 움츠러들고 인체는 건강에 더욱 취약한 상태가 되기 쉽다.

이런 때일수록 실내에서 할 수 있는 운동을 적극적으로 개발하고, 햇볕이 있는 날은 밖에서 가볍게 뛰거나 걷는 것이 좋다. 운동이 아니더라도 실내에서 하는 다양한 문화활동과 신체활동 프로그램에 참여할 것을 권한다. 운동 효과뿐 아니라 겨울에 위축되어 우울해지기 쉬운 기분을 밝게 유지하는 데 도움이 된다.

겨울에는 유행하는 감기는 단지 추운 날씨 때문만은 아니다. 밀폐된 실내의 건조한 공기로 인해 호흡기 점막이 마르고, 공기 중에 떠다니는 바이러스나 병원균, 먼지 등이 사람들 사이에 쉽게 전파되는 것도 원인이다. 자동차를 비롯해 실내에 머물 때는 습도관리를 잘하고 수시로 환기하는 것을 잊지 말아야 한다. 대중교통 이용 시 마스크 착용은 호흡기 보호와

감염 예방에 도움이 된다. 겨울이 시작되기 전에 독감 예방주사를 맞는 것이 좋다. 지자체에 따라 나이와 상관없이 무료접종을 지원하는 곳도 많다.

겨울철에는 병원에 감기와 독감 환자뿐 아니라 빙판길 낙상이나 스키, 스케이트, 겨울 산행 등 스포츠 활동 중 다쳐서 오는 골절 외상 환자도 많다고 한다. 겨울에는 무슨 운동을 하든 충분한 준비운동을 잊지 말자. 눈비가 내리지 않았더라도 그늘진 곳에는 갑자기 빙판이 나타날 수 있으므로 걸을 때 조심해야 한다. 기본적으로는 미끄럼에 강한 신발을 신는 것이 좋다. '초보 노인'들 중에는 신체기능이 둔화하는 것을 실감하지 못해 자신 있게 다니다가 갑작스러운 사고를 당하는 경우가 꽤 많다. 건강에 관한 한 절대 자만해서는 안 된다.

이밖에 뇌졸중과 심근경색도 겨울철에 발생빈도가 높다. 고혈압 · 당뇨 등 만성질환자나 노약자 등 일종의 '건강 취약계층'은 외부나 실내기온이 갑자기 떨어지는 것에 대해 경계심을 가져야 한다.

겨울철 운동으로는 실내에서의 근력운동이나 유산소운동, 실내 수영을 추천한다. 산책과 트레킹도 좋지만 해가 진 후나 그늘이 많은 곳은 피하도록 한다. 생강차나 유자차, 모과차 등으로 몸을 따뜻하게 하고 기관지를 보호하는 것도 겨울철 건강관리에 좋은 방법이다.

52

중년의 코어를 지키는 저강도 근력운동 5가지

자기 몸을 자기가 원하는 대로 움직이지 못한다면? 상상하고 싶지 않겠지만 그런 상황은 누구에게나 찾아온다. 노인이 되면 다리에 힘이 없어 가까운 거리도 혼자 걷기 어렵고, 허리가 아파 앉고 일어나기가 쉽지 않고, 팔에 힘이 없어 가벼운 물건도 제대로 들기 어렵다.

한 가지 중요한 것은, 누구나 같은 속도로 쇠약해지는 게 아니라는 사실이다. 60세에 허리를 굽히고 다니는 사람이 있는가 하면, 80이 넘어서도 꼿꼿한 자세를 유지하며 웬만한 거리는 혼자 걸어 다니고 농사일이나 집안일까지 거뜬히 거드는 사람들도 많다. 그 차이는 근육의 힘, 즉 근력에 있다. 특히 '뱃심'이라 부르는 '코어근육의 힘'이다.

근육이 쇠하면 생명력도 쇠한다고 한다. 몸을 움직여야 하는 모든 곳에 근육의 작용이 필요하기 때문이다. 물건을 들거나 걷는 것뿐 아니라 손가락 하나, 발가락 하나 움직이는 데까지 모두 크고 작은 근육의 힘이 필요하다. 눈에 보이지는 않지만 인체의 생리활동에도 내부 근육의 역할이 필요하다. 내부 근육이 쇠약해지면 숨쉬기와 재채기도 힘들고 음식을 씹고 삼키는 힘도 부족해진다. 중년 이후부터는 대소변 등 생리 대사의 조절이 어려워지기도 하는데, 그 또한 요도와 항문의 괄약근 등 소근육이 약해져 일어나는 현상이다. 한 사람의 몸 안에 있는 크고 작은 근육이 자그마치 5백 개가 넘는다.

노년기에는 이미 힘이 빠져 근육단련이 어렵다고 생각한다면 오해다. 무슨 운동이든 힘이 넘치면 넘치는 대로, 약하면 약한 대로 그에 맞는 각각의 방법이 있기 마련이다. 아령을 드는데 사람마다 다른 무게를 든다고 생각하면 된다. 운동은 70~80대에 시작해도 효과가 있다. 운동으로 코어를 강화해서 90세 나이에 수영장을 몇 바퀴씩 헤엄쳐 왕복하는 할머니도 있다. 근육단련은 또 관절을 보호하고 근지구력을 길러 신체의 피로를 줄이는 데 도움이 된다. 근육 속에는 미세혈관이 발달해 스폰지처럼 혈액을 수용하기 때문에 고혈압이나 뇌졸중 등 급작스러운 혈압의 변화를 막아주는 효과도 있다.

근력이 약한 여성이나 노약자라도 최소한의 근력을 지키기 위해 쉽게 할 수 있는 저강도 근육단련 운동 몇 가지를 소개한다.

코어를 강화하는 스쿼트와 플랭크

코어(Core)는 단전과 복근을 중심으로 몸의 중심을 이루는 부위를 일컫는 말이다. 척추, 골반, 복부가 여기에 포함된다. 코어근육이 든든하면 나이가 들어도 등이 휘지 않고 곧은 자세를 유지할 수 있으며 힘쓰기도 수월하다. 코어를 강화하는 운동으로는 윗몸일으키기와 스쿼트, 플랭크 등이 대표적이다.

스쿼트 | 스쿼트는 아랫배에 힘을 준 채로 무릎을 굽혔다 일어서기를 반복하는 운동으로, 코어를 단련하는 데 효과적이다. 자세 취하기가 어렵다면 짐볼을 이용하거나 두 손으로 탁자 모서리를 잡고 동작을 해도 된다.

짐볼을 이용해서 스쿼트를 할 때는 벽 앞에 짐볼을 놓아두고 짐볼을 등진 상태에서 스쿼트 자세로 무릎을 굽힌다. 무릎을 굽힐 때 짐볼 위에 실제로 걸터앉아 몸무게를 지탱할 수 있으므로 무릎과 허리에 가해지는 부담을 덜 수 있다. 두 팔을 앞으로 뻗고 무릎을 굽혀 짐볼 위에 앉았다가 일어나기를 반복한다. 아침저녁으로 3분 정도 매일 반복하면 효과가 있다.

플랭크 | 플랭크는 몸을 상체부터 종아리까지 평평하게 편 상태로 엎드린 채 팔꿈치부터 손끝까지를 바닥에 대고 엉덩이와 무릎을 들어 올려 최대한 평평한 형태로 버텨주는 자세다. 이 자세를 몇 초씩 유지하는 것이 운동의 핵심이다. 이때 엉덩이와 배 근육에 힘이 들어가게 된다. 배꼽을 살짝 뒤로 들어 올린다는 기분으로 동작을 취하면 적당한 자세가 나온다. 두 손끝은 주먹을 쥐고 발 쪽은 두 발끝을 이용해 자연스럽게 지탱한다. 도중에 힘이 들면 무릎을 잠깐씩 바닥에 붙여도 상관없다. 아침저녁으로 2~3분 정도 이 동작을 반복해 훈련한다.

한 발로 서기 | 두 발을 자연스럽게 벌리고 서서 몸무게를 왼쪽과 오른쪽 다리에 차례로 이동한다. 먼저 왼쪽 발에 무게를 두고 10초, 30초 정도 동작을 정지한다. 다음에는 무게가 실리지 않은 오른쪽 다리의 무릎을 앞으로 들어 올려 실제 한쪽 발로 선 채 같은 시간을 정지한다. 이때 목표는 몸이 흔들리지 않고 균형을 유지하는 데 둔다. 다음에는 오른쪽 발에 체중을 신

고 같은 동작을 반복한다. 동작 중 멈추는 시간은 처음에 10초부터 시작해서 1분까지 점차 늘려나간다. 동작 중에는 자연히 단전에 힘을 모으게 되므로 코어단련이 되는 것은 물론 균형과 협응력 강화에도 좋은 운동이다.

항문 조이기 | 단전을 강화하는 가장 간단하면서도 효과적인 운동법이다. 항문을 조인 상태에서 10초, 20초 멈추는 시간을 늘려갈 수 있으며, 10초 이상 유지가 가능해질 때부터는 괄약근이 강화된 효과를 느낄 수 있다. 괄약근은 주로 항문과 생식기, 비뇨기의 기능을 조절하는 역할을 하므로 배변조절과 전립선 기능 개선 등의 효과를 단시일에 느낄 수 있다.

고무밴드를 이용한 웨이트 트레이닝

스트레칭용 고무밴드를 준비해 양팔로 잡아당기거나 발, 허벅지 등에 걸고 당겨 올리는 등의 동작을 한다. 양팔에 밴드를 끼우고 힘을 주어 잡아당기며 팔과 가슴, 배의 근육에 힘을 느끼도록 한다. 앉은 자세에서 두 무릎을 굽혀 세운 뒤 밴드를 두 무릎에 건 상태에서 무릎과 다리를 옆으로 벌리는 동작은 괄약근을 강화시켜 요실금을 막고 단전을 강화시키는 효과가 있다. 눕거나 앉은 자세로 발에 걸고 발 뻗기를 하거나 당기기 운동을 할 수도 있다. 밴드를 두 겹이나 세 겹으로 접어서 강도를 높일 수 있다.

밴드는 사람마다 자기 운동능력에 맞게 탄력을 조절할 수 있고 무리한 동작을 취할 일이 거의 없어 부상의 위험이 적다. 꾸준히 하면 뻣뻣하던 팔다리도 유연해지고 말라가던 미세근육들이 되살아나기도 한다. 팔다리를 거의 쓰지 못해 누워만 있던 노인이 몇 달간 고무줄 당기기를 하면서 스스로 일어나 외출을 할 수 있을 정도로 회복된 예도 있다.

53

혈액순환에 효과 있는 모관운동

운동을 하려면 시간과 돈이 든다. 큰 부담이 되는 비용은 아니어도 '운동하는 데 돈을 들일 필요가 있나?' 하는 생각에 그냥 걷기운동이나 열심히 하겠다고 마음먹지만, 정작 매일 걷는 것도 게을리 하게 될 때가 많다.

사실 운동은 돈을 들여야 한다. 그래야 스스로의 규칙을 무너뜨리지 않고 꼬박꼬박 챙겨서 운동하게 된다. 돈을 들이지 않으면 '오늘 아니면 내일' 하는 식으로 게을리하게 되는 것이 사람 심리다.

운동에 돈을 들이는 것도 내키지 않고, 그렇다고 매일매일 규칙적으로 운동하는 것도 쉽지 않은 사람이라면 모관운동을 시작해보자. 누구나 쉽게 할 수 있는 운동이지만 의외로 운동효과가 크다. 도구도 필요 없이 기억날 때 아무 때나 할 수 있어 이보다 편리한 운동이 없다.

모관운동은 손발을 모두 위로 들고 열심히 흔들어서 모세혈관을 자극하는 운동이다. 손발을 마음껏 흔들면 정맥의 피가 쉽게 내려와 혈액순환이 매우 원활해진다. 우리 몸을 이루고 있는 세포 하나하나에 충분한 양의 혈액이 공급돼 활력을 찾게 된다. 전신의 혈액순환이 좋아지면 혈관 속에 정체되어있던 울혈이 없어지는 것은 물론, 독소가 빨리 배출돼 질병을 예방하는 효과도 있다.

평소 손발이 유난히 차거나 쥐가 잘 나는 사람, 나이 들어 손발이 뻣뻣해지는 사람이 규칙적으로 모관운동을 하면 증상이 완화된다. 겨울이면 발뒤꿈치가 시려서 괴롭거나 동상에 자주 걸리는 사람에게도 모관운동이 좋다.

모관운동은 혈압을 조절하는 효과도 있다. 모관운동을 열심히 하면 혈압이 높은 사람은 내려가고, 낮은 사람은 높아진다. 모세혈관을 자극하면 말초신경, 중추신경이 제 기능을 다해 심리적으로도 활력을 느낀다.

모관운동 요령

가장 쉬운 방법은 자연스럽게 다리를 벌리고 선 자세에서 팔을 들어 올려 위와 옆, 앞으로 움직이며 흔들되, 손목을 이용해 손을 빠르게 떠는 동작을 반복하는 것이다. 팔과 다리를 같이 흔들기 위해서는 아래 요령을 따라 해보자.

1. 바닥에 얇은 매트를 깔고 눕는다.
2. 팔과 다리를 바닥과 수직이 되도록 위로 곧게 뻗어 올린다.
3. 이 상태에서 팔과 다리를 흔든다. 1회당 2분 이상, 아침저녁 각각 3회 이상 계속하면 좋다.

54

맨손으로 하는 13가지 운동

민간에 전해 내려오는 전통 건강관리법 중에는 웬만한 현대식 운동법보다 효과적인 운동법들이 적지 않다. 여러 가지 기법들과 그 효과를 알아보자.

머리 두드리기

양손 손가락 끝을 가볍게 구부려 두피를 두드린다. 가볍게, 강하게 여기저기 두드리는 동안 두피가 자극되어 머리가 맑아진다. 공부하거나 사무를 보다가 머리가 멍해지거나 졸릴 때, 허리를 펴고 앉아서 두드린다. 3~5분 정도만 두드려도 졸음이 달아나고 집중력이 높아진다. 건조한 두피에 산소와 영양 공급이 원활해져 머리카락에 윤기가 흐르고 모근도 튼튼해진다.

눈알 굴리기

고개를 똑바로 세우고 정면을 향해 고정한 채 시선만 위와 아래, 오른쪽과 왼쪽으로 움직인다. 상하 20번, 좌우 20번을 움직인 뒤 대각선으로도 움직인다. 다음엔 시계 방향과 반시계 방향으로 10번 이상 돌려본다. 두 손을 비벼 손바닥이 따뜻해지면 눈 위에 대고 지그시 눌렀다가 손을 떼면서 눈을 번쩍 뜨는 동작을 20번 정도 한다. 피로 등으로 약화된 시력이 다시 좋아진다. 눈이 피로할 때는 창밖 먼 곳을 내다보면서 그중 어느 지점에 초점을 맞추는 연습을 하는 것도 좋다. 눈을 편안히 감고 쉬는 것도 필요하다.

코를 이용한 심호흡

가슴을 넓게 펴고 코로 심호흡을 한다. 심호흡은 몸속에 쌓인 유해가스나 노폐물을 내보내는 데 효과가 있고, 산소 공급을 늘려 머리를 시원하게 한다. 입으로 많은 양의 공기를 들이마신 뒤 잠깐 멈추었다가 코를 통해 아주 천천히 긴 호흡으로 내뿜는 방법도 좋다. 들이마시는 숨 2~3초에 내뿜는 숨 10초 이상의 비율로 10회 이상 반복한다.

혀 굴리기

입 안에서 혀를 움직여 입천장을 핥거나 둘둘 말고 펴기를 하고, 입 밖으로 내밀었다 넣기를 하면서 혀 운동을 하면 소화기 계통의 기능이 좋아진다. 혀에는 내장 각 부위와 연결되는 반응점들이 있어서 혀 운동만으로도 내장기능을 활성화하는 효과가 있다.

잇몸 마사지

입을 다문 상태에서 양쪽 손가락 3개씩을 잇몸 부위에 올려놓고 가볍게 눌러 비빈다. 잇몸 마사지 효과로 치아 뿌리가 튼튼해지고 잇몸도 강화된다. 그다음, 음식을 씹을 때처럼 턱을 움직여 위아래 치아가 '딱딱' 소리 나도록 마주친다. 앞니끼리 부딪친 후, 어금니끼리 부딪치기를 반복한다. 이 운동은 치아와 잇몸을 함께 강화시킨다.

노래 부르기

우울하거나 슬플 때라도 흥겨운 노래를 반복해서 부르다 보면 기분이 전환되어 마음이 편안해진다. 가라앉은 기운이 발성을 통해 활발히 깨어나기 때문이다. 유쾌한 성격으로 주변 사람에게 행복감을 주는 사람들을 보면 혼자 일하는 동안에도 끊임없이 무언가를 흥얼거리고 있다.

귀 잡아당기기

손가락으로 귀를 잡아 누르고, 당기고, 비틀고, 비비고, 두드린다(215쪽 '귀 자극법' 참조). 자극하는 부위와 방법에 따라 식욕 억제, 식욕 증진, 수면 유도, 정력 강화 등 다양한 효과를 얻을 수 있다. 뇌를 통과하는 실핏줄에도 영향을 주므로 기억력 증진이나 치매 예방 효과도 있다.

얼굴 두드리기

손바닥을 펴서 얼굴을 가볍게 두드리면 혈관순환이 좋아져 고혈압과 동맥경화가 개선되고 혈색이 좋아진다. 눈·코·입·턱 주변 등에는 미세 경혈점이 많아 얼굴을 두드리고 문지르는 동작으로 전신 활기를 되찾을 수 있다.

어깨와 등 마사지

뒷목과 어깨를 지그시 누르고, 엄지와 다른 손가락으로 어깨근육을 움켜잡아 지그시 누르는 지압을 하면 피로가 풀린다. 중풍 예방과 함께 전신

장기를 강화하는 효과가 있다. 가족이나 친구끼리 서로 해주면 좋다.

배, 팔다리 두드리기

배와 팔다리를 약간 아플 정도로 자주 두드리면 소화가 잘되고, 피곤이 풀리며, 새로운 활력을 느낄 수 있다. 양쪽 무릎을 두 손으로 두드리면 관절이 자극되어 세포 재생이 활발해지므로 무릎이 약해지는 것을 막을 수 있다.

항문 조이기

어린이의 항문은 체온계를 꽂기 어려울 정도로 힘이 있는 반면, 노인의 항문은 조이는 힘이 약해 헐렁해져 있기 쉽다. 평소 항문을 오므리듯 당기고 푸는 훈련을 반복하면 단전이 강화되어 기운이 좋아지고 정신도 맑아진다.

손뼉치기

두 손바닥을 맞부딪쳐 손뼉치기를 자주 하면 손바닥에 있는 반사구가 자극되어 전신의 장기가 활성화된다. 손바닥을 힘 있게 한 번 마주칠 때마다 4천 개의 건강한 세포들이 새로 생겨난다고 한다. 소리 나는 것이 거슬리면 한쪽 손은 주먹을 쥐고 친다.

발바닥 자극

발바닥을 주먹으로 치고, 발가락을 전후좌우로 돌리며 비틀고, 발가락 사이를 손가락이나 볼펜 끝으로 지그시 누르고, 발목을 돌려 발목과 발등의 근육을 풀어주면 심신의 피로를 푸는 데 효과가 있다. 엄지를 이용해 발바닥 한가운데를 이리저리 꾹꾹 눌러 지압하면 숙면에도 도움이 된다.

55

배로 숨 쉬면 뱃살도 빠진다

운동을 전혀 하지 않는 사람에게 "무슨 운동을 하느냐"고 물으면 "숨쉬기 운동을 한다"고 답하는 경우가 있다. 아무것도 하지 않는 사람도 기초 생리 대사활동의 하나인 호흡은 한다. 실제로 운동이 되는 효과적인 호흡법도 있다. 요령을 알아둔다면 시간과 장소에 구애받지 않고 자연스럽게 나만의 건강법을 실행할 수 있다. 인위적인 호흡훈련은 호흡의 효율을 극대화하기 위한 일종의 '운동'이라고 할 수 있다.

느리고 깊은 호흡

맥박과 호흡은 대체로 동물의 수명과 상관관계가 있다. 평균수명이 177년이나 되는 것으로 알려진 갈라파고스 거북이의 심장박동 수는 분당 6회인데 반해 평균수명 5~7년인 생쥐의 심장박동 수는 분당 300~500회나 된다. 국제학술지 발표에 따르면 분당 심장박동 수가 90회인 사람은 60회 정도인 사람에 비해 사망 위험률이 2.68배 높은 것으로 나타났다.

호흡의 경우도 마찬가지다. 한 번 숨을 들이마시고 30분 이상 물속에서 견디는 고래는 평균 120년을 살고, 1분에 2~3회 정도의 호흡을 하는 바다거북은 수명이 200년에 이른다고 한다. 호흡이 깊고 느린 악어나 코끼리, 거북이 같은 동물들은 수명이 길고, 호흡이 빠른 개나 고양이, 조류 등의 수명은 인간보다 짧다.

느리고 깊은 호흡은 가슴만 오르내리는 흉부호흡만으로는 부족하다. 호흡을 좀 더 크게 하기 위해 배를 이용하는 복식호흡의 장점은 널리 알려져 있다. 미국 뉴저지에 있는 패터슨 메디컬센터와 조제프 병원 응급센터는 심장박동과 호흡이 정지돼가는 응급환자들에게 심폐소생술을 할 때 가슴이 아닌 배를 눌러 복식호흡을 시키는 방법을 응용한 결과 위급환자 회생률이 25%로 높아졌다는 보고서를 낸 적이 있다. 가슴을 압박하는 기존의 심폐소생술 성공률은 7% 정도라고 한다.

복식호흡의 효과

- 산소를 충분히 흡수하고 몸속 노폐물을 보다 빨리 배출할 수 있다.
- 장운동을 도와 소화불량이나 변비를 해소시킨다. 복식호흡을 하면 배 근육이 단련되고, 호흡 때 공기의 압력이 복강 내부의 압력(복압)으로 작용해 장의 연동운동이 활발해지며 안정성이 생긴다.
- 뱃살 제거에도 효과적이다. 복식호흡은 배의 근육을 활발히 사용할 뿐 아니라 혈중 콜레스테롤을 줄여 심장병, 뇌졸중 등의 예방에 효과적이다. 노르웨이 오슬로대학의 한 연구팀은 복식호흡이 체내 저밀도콜레스테롤(LDL)을 줄이고 고밀도콜레스테롤(HDL)을 늘린다는 논문을 발표했다.
- 신진대사를 활발하게 해 체지방을 감소시킨다. 1시간의 복식호흡은 걷

기 25분, 자전거 타기 35분과 같은 에너지 소모 효과가 있다고 한다. 흉식 호흡에 비해 칼로리 소비량이 두 배로 높다는 실험결과도 있다.

- 심장이 필요로 하는 산소의 양을 풍부하게 해주기 때문에 심장의 부담을 덜어주고 폐활량 증대 및 심폐기능 안정에 도움을 준다.
- 부교감신경을 활성화해 심리적 안정을 주고 불면증, 우울증 등 불안장애를 개선한다. 이는 복식호흡을 할 때 횡격막에 붙어있는 미주신경이 자극을 받기 때문이다. 미주신경은 부교감신경을 지배한다. 실제로 신경과에서는 스트레스성 두통 · 불면증 · 불안 등 신경성 장애를 치료할 때 환자들에게 복식호흡(심호흡)을 적극 권하고 있다. 복식호흡을 30분쯤 하고 나서 뇌파검사를 해보면 몸의 안정상태에서 분비되는 알파파가 측정된다.
- 말초혈관이 확장되면서 혈압이 떨어진다. 고혈압 환자가 복식호흡을 연습한 뒤 30분이면 혈압이 낮아지는 걸 확인할 수 있다고 한다.

간단한 복식호흡 요령

복식호흡이란 숨을 가슴이 아닌 배로 깊게 들이쉬고 내쉬는 호흡법이다. 보통 흉부호흡은 1시간에 1,620회 정도 하게 되는데, 복식호흡을 하면 500회 정도로 횟수가 줄어든다. 좋은 호흡법으로 건강이 좋아질 수 있다는 말을 뒤집어 생각해보면, 잘못된 호흡으로 건강을 상할 수 있다는 뜻도 된다.

먼저, 배에 손을 얹고 자신의 호흡 습관을 관찰해보자. 가슴으로 숨을 쉴 때는 숨을 들이마셔 가슴이 부푸는 동안 배가 내려앉고, 숨을 내뱉을 때 배가 부푼다. 이것은 폐에 공기가 들어오는 것을 돕기 위해 일어나는 자연스러운 현상이지만, 이 방식으로는 폐가 충분히 커지지 못한다. 배에 손을 얹고 숨을 내뱉을 때 배를 밀어 넣고 숨을 들이마실 때 배가 불러지도록 리듬을 바꾼다. 들이마실 때는 보통 속도로 하되, 내뱉을 때는 코를 통해 천천히 뱉는다. 이것이 복식호흡의 기본요령이다. 이 연습을 자주 하면 따로 손을 얹지 않고도 자연스럽게 복식호흡을 계속할 수 있게 된다.

가끔은 좌정하고 앉아 한층 깊은 복식호흡을 한다. 이때 숨을 최대한 천천히 내뱉는다. 숨을 들이쉬고 내뱉기 전에 잠깐씩 숨을 멈추는 훈련도 한다. 숨이 멈출 때는 항문을 조이고, 멈추는 시간도 1~2초에서부터 10초 안팎까지 점점 늘려보자. 이런 호흡은 단 몇 번만 해도 온몸이 따뜻해지고 좀 더 계속하면 몸에 땀이 밸 정도로 운동 효과도 있다. 하루 3번, 한 번에 3분 정도면 된다. 중요한 것은 호흡법과 호흡운동을 꾸준히 지속하는 일이다.

56

아침마다 2분, 숨쉬기 다이어트

일본에서 '아침 2분 숨쉬기 다이어트'라는 간단한 잠자리 심호흡법이 화제를 모은 적이 있다. 20년 이상 골격과 골반 이상 환자를 지도했다는 물리치료사가 제안한 이 다이어트 방법은 아침에 자리에서 일어나기 전에 누운 채 숨쉬기 운동을 하는 것만으로 살을 뺄 수 있다는 내용이다.

잠자리 심호흡의 기대 효과

살이 찌는 사람은 골반에 문제가 있는 경우가 많다. 심호흡은 골반을 수축시켜 기운을 모으는 데 효과적이다. 심호흡을 하면 가슴이 열리고 아래쪽에 있는 골반뼈가 조여진다. 매일 심호흡을 반복해 훈련하면 흉곽은 점점 잘 열리고 골반은 점점 잘 닫혀 살이 빠지기 쉬운 체질로 몸이 바뀐다.

잠자리 심호흡의 요령

아침에 눈을 뜨자마자 자리에 누워 2분간 기지개를 켜며 심호흡을 한다.

'가슴을 여는 심호흡'과 '등을 여는 심호흡'을 한 세트로, 매일 아침 깨어났을 때 3세트 실시한 뒤 일어난다. 일어날 때는 일단 엎드렸다가 일어나는 게 좋다. 위를 보고 누운 채 복근의 힘만으로 갑자기 일어나면 허리 주변 근육을 다칠 수 있기 때문이다.

가슴을 열어주는 심호흡

1 똑바로 누워서 두 손을 깍지 끼고 손바닥을 위로 향하도록 내민다. 동시에 발은 발뒤꿈치를 한껏 내밀며 발목을 앞으로 젖힌다. 새끼발가락 쪽을 확실히 젖히면 효과가 커진다.

2 그대로 크게 숨을 들이마시면서 몸을 위아래로 힘껏 늘인다. 가슴에 크게 숨을 넣는다는 생각으로 한다.

3 숨을 더 들이마실 수 없을 때 일단 숨을 멈췄다가 '하아' 하고 단번에 세게 내뱉으며 팔을 내리고 힘을 뺀다.

등을 열어주는 심호흡

1 똑바로 누워서 손바닥이 아래로 향하도록 깍지를 끼고 발목은 천장과 평행이 되도록 똑바로 편다.

2 그대로 크게 숨을 들이마시면서 팔과 다리를 위아래로 뻗어 몸을 한껏 늘인다. 가슴에 크게 숨을 넣는다는 생각으로 한다.

3 숨을 더 들이마실 수 없을 때 일단 숨을 멈췄다가 '하아' 하고 단번에 세게 내뱉으며 힘을 뺀다.

57

아침잠을 깨우는 침상 운동

아침잠에서 깨어났을 때는 간단히 기지개 한 번 켜고 침대를 빠져나오는 것이 좋다. 바로 일어나지 않고 침대에서 뭉그적거리고 있다가는 다시 졸음 상태에 빠져 시간을 허비하고 일어나야 할 시간을 놓치게 될 수도 있다.

그러나 아침에 눈뜨기와 동시에 벌떡 일어나기가 어려운 사람들도 있다. 잠시간이 부족했거나 늦게 잠들었을 경우 특히 그렇다. 체질적인 요인도 있기 때문에, 습관을 좀처럼 고치기 어렵다면 아예 침대 위에 누운 채 간단한 아침 운동부터 하고 내려오는 방법이 나을 수도 있다. 잠이 덜 깬 채로 하는 척 마는 척이 아니라 조금 진지하게 할 수 있다면 이 운동도 권할 만하다. 시간을 허비하지 않고 잠을 쫓는 방법으로도 좋다.

엎드려 뒤꿈치 부딪치기

침대에 엎드린 상태에서 두 발의 뒤꿈치를 서로 부딪쳐 그 울림으로 전신에 자극을 주는 방법이다. 먼저 왼발 뒤꿈치를 위로 세우고 오른발을 들어

왼발 뒤꿈치에 가볍게 부딪치는 식으로 두드린다. 오른발 뒤꿈치를 10번 쯤 가볍게 부딪친 뒤 발의 중간부분, 앞부분이 충격받도록 오른발 위치를 앞뒤로 움직이며 부딪쳐준다. 모두 20회에서 50회까지 두드리기가 끝나면 발을 바꿔 오른발 뒤꿈치를 세우고 왼발로 같은 동작을 반복한다.

엎드려 발바닥 박수치기

엎드린 자세에서 무릎을 구부려 두 발을 공중에 세운 다음 두 발을 박수치듯 서로 부딪친다. 발과 발목의 관절과 소근육은 물론 종아리까지 자극되면서 전신에 자극이 전해진다.

침대에서 윗몸일으키기

엎드린 채 두 손바닥을 침대 바닥에 대고 팔을 쭉 뻗어 윗몸을 일으킨다. 이 자세에서 무릎에 의지해서 엉덩이를 들면서 몸을 뒤로 쭉 밀어준다. 윗몸을 일으킬 때는 하체가, 몸을 뒤로 밀 때는 상체가 바닥에 닿는 게 요령이다. 늘어지게 기지개를 켜는 고양이를 연상하면 된다. 이 동작을 5~10회 반복한다.

누워서 다리 들기

등을 바닥에 대고 누운 자세에서 발은 바닥에 붙인 채 무릎을 굽혀 위로 세우고 무릎과 허벅지를 좌우로 벌렸다가 오므리기를 반복한다. 5~10회 반복한 뒤 발이 위로 향하도록 두 다리를 위로 쭉 뻗어 올린다. 발을 위로 세운 자세에서 두 다리를 좌우로 벌렸다가 오므리기를 반복한다. 이때 두 팔은 가슴에 모으거나 양옆으로 벌려 운동 중 몸통이 같이 흔들리지 않도록 지탱해준다.

58

손가락 주물러 전신 마사지하기

우리 몸 여기저기에 전신을 축소한 것과 같은 축소 모델, 즉 반사구가 있다는 사실은 아주 오래전부터 경락이론과 함께 전해져온 상식이다. 이 이론에 따르면 우리 몸에는 전신을 축소해놓은 것과 같은 '반사구'가 있는데, 오장육부와 팔다리가 모두 각각 고유지점과 연결되어있다. 이 축소판을 통해 몸 구석구석을 직접 살피지 않고도 각각의 상태를 측정하거나 자극 신호를 보낼 수 있다. 인체에는 손 외에도 발과 귀 등에 이 같은 반사구가 마련돼 있다.

그렇다면 손 하나만 꿰뚫고 있어도 전신의 건강관리가 가능한 걸까. 손에 있는 반사구를 자극해서 경혈을 자극하는 건강법 몇 가지를 소개한다. 손으로 손을 자극하는 방법이므로 별도의 도구가 필요 없다.

손톱 양옆 누르기 _ 장기 개선

엄지와 검지로 손톱 양옆을 꾹 누른다. 오른손은 왼손으로, 왼손은 오른손으로 누른다. 열 손가락을 모두 같은 방법으로 누르되, 누르면서 특별히 더 통증을 느끼는 부위가 있다면 시원한 느낌이 들 때까지 누르면서 문질러준다. 각 손가락은 체내 장기들과 연결되어있어 각 장기의 장애를 해소하고 작용을 돕는다.

손가락 뒤로 젖히기 _ 혈액순환

엄지와 검지를 이용해서 반대편 손가락을 하나씩 뒤쪽으로 젖힌다. 왼손과 오른손을 번갈아 한다. 전신의 혈액순환에 도움이 된다.

손가락 사이 누르기 _ 감기 예방과 치료

엄지부터 새끼손가락까지, 손가락과 손가락 사이 연한 살 부위를 반대편 손의 엄지와 검지로 살짝 꼬집듯이 누른다. 임파선과 연결되어있어 몸이 피로할 때 감기 예방과 치료에 도움이 된다. 왼손, 오른손 번갈아 한다.

손가락 전체 젖히기 _ 눈과 목의 피로

손가락을 가지런히 붙인 뒤 반대편 손바닥에 대고 꾹 눌러 손이 뒤로 젖혀지게 한다. 그 상태에서 5~10초씩 멈춘다. 컴퓨터 앞에 오래 앉아있을 때 양손을 번갈아가며 2~3차례 하면 눈과 목의 피로가 완화된다.

엄지 주무르기 _ 두통 해소

엄지를 반대편 손 전체로 움켜잡고 꾹꾹 주무른다. 두통이 있을 때 하면 머리가 맑아진다. 양손 번갈아 실시한다.

손목 바깥쪽 누르기 _ 요통, 생리통 해소

손목 가장자리를 만져보면 양쪽 모두 움푹 들어간 곳이 있다. 이곳을 수시로 누른다. 양쪽 모두 같은 방법으로 하되, 특히 통증이 느껴지는 곳이 있다면 좀 더 자주 눌러주도록 한다. 이 부위는 몸의 허리와 연결된 곳으로, 생리통이나 허리통증을 해소하는 데 효과가 있다.

손바닥 문지르기 _ 소화기능

한쪽 손바닥을 펴서 마주 본 상태에서 반대편 손으로 손목을 가볍게 감싼 뒤 엄지를 사용해 펼쳐진 손의 중심을 향해 아래에서부터 위로 밀어 올린다. 반복해 밀어 올리면서 엄지에 점점 더 힘을 가한다. 소화가 잘 안 될 때 두 손을 번갈아 반복하면 도움이 된다.

새끼손가락 주무르기 _ 다리 혈액순환

새끼손가락을 반대편 손의 엄지와 검지로 잡고 위에서 아래로, 아래에서 위로 오가며 꾹꾹 누른다. 다리의 혈액순환에 도움이 된다.

손등 마사지하기 _ 스트레스 해소

무릎이나 책상 위에 한 손을 올려놓고 손등의 각 손가락뼈 사이를 반대편 손의 엄지나 검지로 지그시 누르면서 문질러 마사지한다. 반대편 손으로 손 전체를 받쳐 잡고 해도 된다. 두 손을 번갈아 문지르면 스트레스 등으로 가슴이 답답할 때 증상이 해소된다.

손가락 아래쪽 누르기 _ 눈 피로, 귀의 이상 해소

손바닥을 펼쳐놓고 반대편 손으로 받쳐 잡은 뒤 손바닥과 손가락 경계 부위의 도톰한 부분을 받쳐 잡은 손의 엄지로 꼼꼼히 눌러준다. 눈이 피곤하거나 귀가 멍해졌을 때 누르면 효과가 있다.

손의 경혈과 대응 부위

손이 몸의 반사구 역할을 하는 것은 몸의 각 부위와 연결된 경혈이 모여 있기 때문이다. 신체 각 부위와 경혈점을 연결하는 것이 경락 시스템이다. 크게 보아 손바닥은 신체의 앞면과 연결되고, 손등은 신체의 뒷면과 연결되며, 각 손가락은 오장육부와 연결되어있다고 한다.

엄지는 간, 검지는 소장, 중지는 위장, 약지는 폐, 새끼손가락은 신장과 연결되어있다. 평소 약한 장기가 있다면 그에 해당하는 손가락을 유심히 관리하면서 자주 문지르고 주무르면 좋다. 다섯 손가락의 손톱 양옆을 누를 때 특별히 아픈 부위는 해당 장기가 약해진 것으로 볼 수 있다.

59

정수리를 두드리면 건강해진다

〈암에 대한 세 가지 의학서〉라는 책의 공동 집필자 중한 명인 후쿠다 미노루는 일본에서 한방병원을 운영하는 암 치료 전문의다. 그는 암 극복을 위해 환자의 면역력 유지가 무엇보다 필요하다고 보고, 그 방법의 하나로 림프구가 활성화되는 암 전이의 시기를 활용할 것을 주장한다. 이를 위해 전이가 일어날 때 몸에서 열이 나는 것을 억지로 식히지 말고 활용하는 것이 옳다고 주장한다.

그가 체열에 주목한 것은 한방의 건강 원리인 '두한족열(頭寒足熱)', 즉 '머리는 차게, 발은 따뜻하게' 하는 원리를 통한 치료에서 상당한 성과를 거두었기 때문이라고 한다. 그가 소개하는 머리 지압법은 머리의 울혈(피가 뭉친 것)을 물리적 압박으로 풀어줌으로써 두한족열의 상태를 유지하도록 하는 방법이다. 암 치료뿐 아니라 몸의 컨디션을 최상으로 유지하는 데도 유효한 방법이다.

많은 경우 환자의 머리에는 울혈이 있는데, 울혈 상태의 머리를 정상으로 되돌려 혈류가 잘 통하게 하면 두한족열의 상태로 돌아갈 수 있다. 백회 주변을 사방으로 짚어가며 찾아보면, 지름 1센티미터 정도 크기로 움푹 들어간 부위가 만져진다. 그중에서도 가장 크고, 꾹 눌렀을 때 통증이 가장 크게 느껴지는 곳이 가마이다.

환자들의 머리를 눌러보면 백회뿐 아니라 머리 가마에서도 통증을 느낀다. 이곳을 누르면 빠르게 병세가 호전된다. '머리 가마 누르기'는 가마를 기점으로 후두부(머리 뒤쪽), 목으로 이어지는 6개의 선을 눌러서 자극하는 건강법이다. 6개의 선 중에서 특히 통증을 더 느끼는 곳을 집중적으로 누른다.

가마의 앞쪽(이마 방향)부터 가마를 거쳐 직선으로 뒤편(뒷목)까지 누르고, 가마에서 양쪽 관자놀이까지, 그리고 가마로부터 뒤편으로 사선을 그리며 뒷목 좌우의 움푹 들어간 곳까지 차례로 움직이면서 누르는데, 이를 2회 반복한다. 누르는 도중 통증이 더 심하게 느껴지는 곳은 울혈이 있는 곳이니 좀 더 신경 써서 누른다. 한 번에 5회 정도 집중해서 누르되, 정체되어 뭉친 피를 풀어준다는 기분으로 손가락 끝으로 누르고, 손가락의 지문 부위로 마사지하듯 부드럽게 문지른다.

가마 누르기는 머리의 혈류를 좋게 해 기분을 상쾌하게 하지만, 머리 쪽에 정체되어있던 피가 목과 어깨로 내려와 쌓이면 이곳에 통증과 멍울이 생길 수 있다. 목과 어깨를 부드럽게 돌려 정체된 피를 아래로 흘려보내야 한다.

60

내 손으로 할 수 있는 셀프 지압법

지금처럼 의사와 병원 등 전문적인 의료 시스템이 정착되기 전에는 어느 나라에서나 전통적으로 내려오는 민간요법에 의존했다. 어른들은 대대로 전해 내려오는 민간요법으로 웬만한 이상 증상쯤은 집에서 간단히 해결했다. 아이가 배탈이 났을 때 배를 문질러주거나 손가락 끝을 따서 피를 내는 사혈법으로 가라앉히곤 했다. 과학이 발달되기 이전부터 의지해오던 민간요법이었지만 사소한 증상이나 긴급한 문제를 해소하는 데 어느 정도 효과가 있었다.

그 시절, 아이들이 어른의 등을 두드리고 주무르고 밟는 일은 어느 집에서나 흔히 볼 수 있는 풍습이었다. 핵가족 시대에 들어와 어른과 노인이 같이 사는 집이 드물다 보니 그 흔하던 가족 간의 안마 풍습도 볼 수 없게 되었다.

최근 들어 첨단의학으로도 해결할 수 없는 중증질환들을 치료하기 위해 고도의 전문지식을 갖춘 의사나 연구자들이 전통 민간요법들의 기법과 원리를 다시 연구하고 있다. 대체의학 또는 통합의학이라는 이름으로 지구상 여러 민족들에 의해 전해 내려오는 전통적인 치료법이나 약재들에 대한 대대적인 재발견에 나선 것은 국제적인 추세이기도 하다.

이제 거의 잊혀져가고 있지만, 아직 집에서 가족끼리, 혹은 혼자서 할 수 있는 몇 가지 전통적 건강법들이 남아있다. 그중 대표적인 건강법 중의 하나가 지압이다. 지압은 손가락, 특히 엄지손가락으로 경혈이나 몸의 특정 부위를 눌러 몸에 나타나는 불편 증상을 해소하거나 지속적으로 단련하는 방법이다. 경혈점을 제대로 찾아 누르면 침 못지않게 확실한 효과를 얻을 수 있다.

지압에 반응하는 경혈을 모두 외워둘 필요는 없다. 전문적인 지압사들은 40여 개의 경혈을 이용하는데, 일반인으로서는 방법이 간단하고 잘못될 위험성도 없는 20여 개의 지압점만 알아도 충분하다.

지압의 기본원리

누르는 방법 | 지압(指壓)이란 말 그대로 손가락 끝을 이용해 필요한 경혈점을 누르는 기술이다. 수직으로 세게 누르는 게 좋은 경우도 있고, 누르면서 가볍게 문지르거나 가볍게 두드리는 게 효과적인 경우도 있다. 주로 엄지손가락 끝을 젖혀 지문이 있는 부위로 누른다. 누르기의 강도를 세게 하기 위해 오른손과 왼손 두 개의 엄지를 '∧'자 형태로 겹쳐 누르기도 한다.

눈 주위 관자놀이와 같이 섬세한 곳은 셋째 넷째 손가락의 끝부분으로 가볍게 누르면서 문지른다. 등이나 허리, 둔부와 같이 넓은 부위를 압박할 때는 손바닥을 펴서 엄지 혹은 새끼손가락 아래 살이 도톰한 부분을 이용하기도 한다. 이밖에도 누르는 부위나 필요한 힘의 형태에 따라 손바닥이

나 주먹 바깥쪽의 튀어나온 부분(정권), 부드럽고 강력한 손날 등 여러 부위를 사용할 수 있다.

압력의 세기와 시간 | 손가락의 압력이 피부를 통과해 그 아래에 있는 경혈점을 공략하는 것이므로 부위에 따라 압력이나 시간을 달리해야 한다. 대개 한 번 누르는 데 3초에서 10초 정도로 한다. 처음에는 가볍게 자극을 주어 피부밑의 경혈이 압력을 느낄 수 있게 하고, 그 후 힘을 더해 경혈을 최대한 자극한 뒤 천천히 힘을 뺀다. 경혈은 모두 급소에 해당하므로 무리하게 함부로 누르지 말고 너무 아프지 않고 기분 좋을 정도로 자극하는 데 그쳐야 한다.

일상생활에 적용할 수 있는 지압법

자가 지압을 하거나 지압을 받을 때는 최대한 편안한 자세로 의자에 앉거나 바닥에 누운 상태에서 한다. 바닥이 너무 푹신하거나 딱딱한 것 모두 좋지 않다.

멀미가 날 때 | 차멀미나 배멀미를 할 때는 '내관'을 찾아 엄지손가락으로 가볍게 누른다. 내관은 두 손바닥을 펴서 바라볼 때 손목 안쪽에서 팔꿈치 방향으로 손가락 두 마디 정도 위에 있다. 손가락으로 지그시 누르면서 손목을 움직여보면 찌릿한 압력이 느껴지는 지점이다. 양팔 모두에서 내관을 찾아 반복해 누른다.

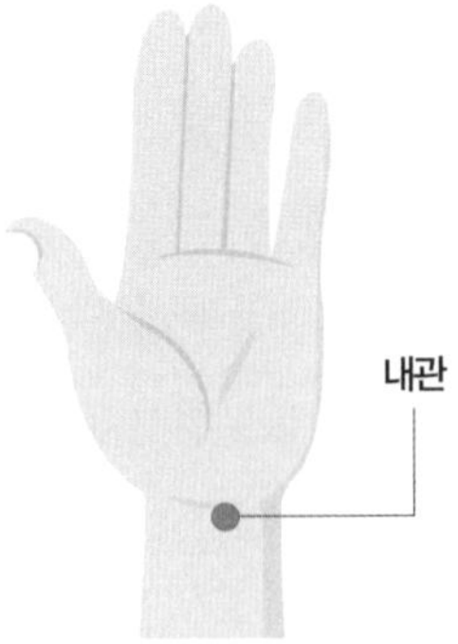

목감기 · 편도선염 | 목감기에 걸렸거나 목을 많이 사용해서 편도가 부었을 때 목 아래 '천돌'이라는 급소를 누른다. 천돌은 좌우 쇄골 사이 오목하게 들어간 부분인데, 가운뎃손가락을 이용해 쇄골 사이로 밀어 넣는다는 기분으로 지그시 누른다.

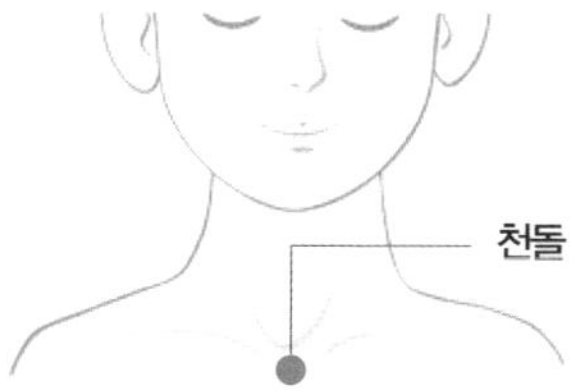

전신 피로 | 피로감으로 머리가 멍해지고 졸음이 몰려올 때는 두 손을 깍지 낀 채 팔을 위로 들어 올려 손바닥을 편안하게 뒷머리에 붙인다. 깍지를 유지한 채 두 손의 엄지를 아래로 뻗어보면 목과 머리가 이어지는 부위의 오목한 곳에 엄지가 각각 닿는다. 여기가 천주혈이다. 깍지를 유지한 채 엄지에 힘을 가해 지그시 누른다. 관자놀이(태양)에 양손 엄지를 각각 붙이고 나머지 여덟 손가락을 모두 뻗어서 머리 위를 눌러 자극해도 정신이 맑아진다.

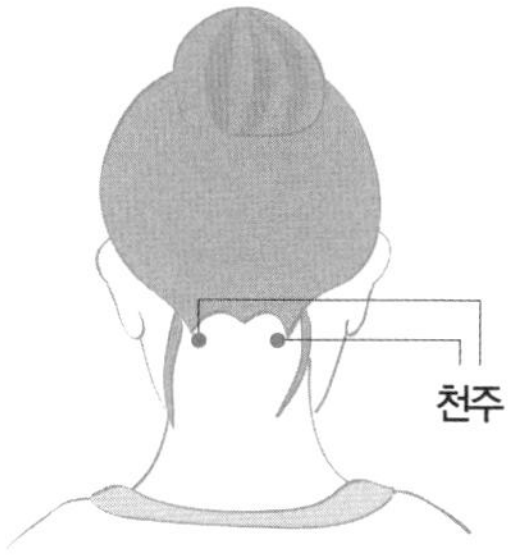

눈의 피로 | 눈이 피로하거나 충혈되었을 때는 눈 밑 부위 경혈을 가볍게 문지르듯 눌러 자극한다. 이 부위에는 많은 경혈들이 몰려있고 예민한 부분이므로 여러 손가락(2~4번째 손가락)을 한꺼번에 이용해 부드럽게 고루 누르

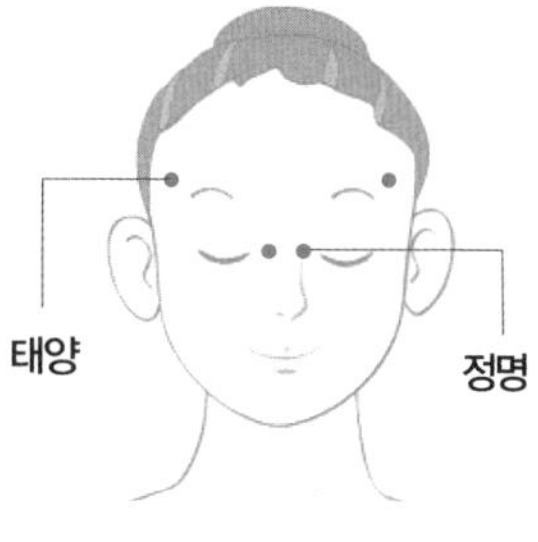

는 게 좋다. 이어서 관자놀이(태양)를 둘째와 셋째 손가락으로 눌러 문지르고, 눈 안쪽과 콧날이 만나는 두 개의 오목한 지점(정명)을 둘째 혹은 셋째 손가락으로 지그시 누른다.

소화불량 | 소화가 잘 안 될 때 손의 '합곡'과 발의 '태충'을 찾아 지그시 누른다. 합곡혈은 손의 엄지손가락 뼈와 둘째손가락 뼈가 갈라지는 지점 안쪽 오목한 곳이며, 태충혈은 엄지발가락 뼈와 둘째발가락 뼈가 갈라지는 지점 안쪽 오목한 곳이다. 체기가 있거나 배가 아플 때 합곡을 찾아 누르면 짜릿한 아픔이 느껴지면서 증상이 해소된다. 갑자기 설사가 나오려고 할 때 발등의 태충혈을 누르면 급한 설사를 잠시 참을 수 있다.

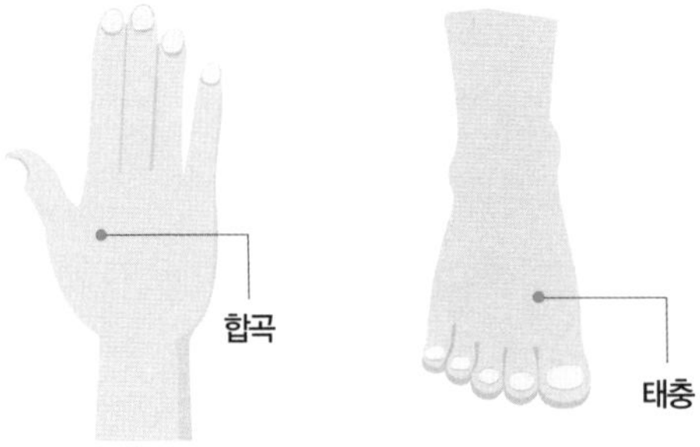

61

귀를 주무르면 전립선이 강해진다

사람의 몸을 축약한 것과 같은 반사구가 귀에도 있다. 귀의 경혈에 작은 침을 꽂는 치료법을 '이침(耳針)요법'이라고 하는데, 귀를 손으로 주무르는 것 역시 비슷한 효과가 있다. 매일 잠들기 전 한 차례씩 귀를 주무르면 전신의 혈액순환이 좋아지고 여러 장기의 기능과 정력이 강화된다.

귀와 몸의 상응 관계를 보면, 귓바퀴 한가운데 부분(대이륜)은 척추에 상응하고, 귀 위쪽 둥근 부분은 인체의 엉덩이와 다리에 해당한다. 맨 아래 귓불 부분은 머리에 해당한다. 엄마 뱃속의 태아처럼 머리를 아래에 두고 웅크리고 있는 모습이다. 귓구멍이 있는 안쪽 부분은 모두 내장과 관련되어있다.

특별한 증상이 없더라도 일상적으로 귀를 자극하면 좋다. 귓불을 잡아 아래로 당기기 20회, 귓바퀴를 앞쪽으로 눌러 완전히 접었다가 놓기 30회, 귓바퀴를 손가락 사이에 끼워 위아래로 빠르게 문지르기 30회를 한 세트로 해서 매일 잠자리에서 실시한다. 이와 함께 귀의 가장자리를 바깥

쪽으로 당기기, 귀 안쪽을 엄지로 누르기(양쪽 동시), 귓구멍에 손가락을 넣어 앞으로 끌어당기기 등을 추가하면 더 좋다.

고혈압일 때

귓바퀴 뒷면의 위쪽을 만져보면 움푹 파인 곳이 있다. 손가락을 이용해 이 곳을 앞뒤로 누른다. 누른 상태에서 아래쪽으로 쓸어내리는 동작을 7~8회 실시한다. 귀 아래의 귓불을 아래쪽으로 당기면 뒷목의 뻣뻣해지는 증상도 완화된다.

눈이 침침할 때

귓불을 잡아 아래로 당긴다. 눈의 반사지점은 귓불의 한가운데에 있다. 이 곳을 하루 50번씩 반복해 당기면 개선효과가 있다. 매일 귓불 잡아당기기를 계속하면 눈이 침침해지는 증상이나 백내장의 진행을 막을 수 있다.

정력이 감퇴되었을 때

귓불을 지나 앞쪽으로 나있는 작은 돌기 부위를 앞으로 당긴다. 귓구멍을 중심으로 뒤쪽의 귓바퀴와 마주 보는 돌기 부위는 남성의 전립선과 여성의 난소 등 생식기관들과 연관되어있다. 귓구멍에 둘째손가락을 넣고 손가락을 얼굴 방향으로 끌어당기듯 힘을 주면 성기능이 강화된다. 돌기를 자극하면 호르몬 분비가 원활해져 피부에 윤기가 돌게 된다.

소화가 잘 안 될 때

귓바퀴 윗부분에서 안쪽으로 골을 따라 들어가면 달팽이집처럼 한 바퀴

휘감고 돌아 오목한 바닥에 닿는다. 이곳을 '이륜각'이라고 하는데 대장, 소장, 십이지장 등 소화기관들과 연계되어있다. 귀 전체를 돌아가면서 자극하는 것도 장을 튼튼하게 하는 한 방법이다. 어깨 결림 · 요통 · 척추 골격 관련 질환은 귓바퀴를 쓸어주면 좋다. 귀 중앙에 불룩 튀어나온 대이륜을 바깥쪽으로 잡아당기면서 목을 위로 쭉 늘려본다든지 전후좌우로 돌리면 더 큰 효과를 볼 수 있다.

4장

젊게 사는
마음 건강법

62

1천억 원의 인생 강의

누구나 부러워할 돈, 명예, 지위 모든 것을 다 가진 사람이 어느 날 청년들 앞에서 인생의 성공비결에 대해 특강을 했다. 좀처럼 자신을 드러내지 않던 사람이었기 때문에 많은 사람들이 몰려들었다. 강연이 시작되자 그는 칠판 앞으로 다가가더니 뭔가를 적기 시작했다.

'100,000,000,000'

그는 청중을 돌아보며 입을 열었다.

"이게 몇인지 읽을 수 있겠습니까?"

한 젊은이가 자신 있게 외쳤다. "1천억입니다."

부자가 고개를 끄덕였습니다.

"맞습니다. 1천억. 지금 내 재산은 아마 1천억 원이 훨씬 넘을 것입니다."

장내에 "와아" 하는 탄성이 흘러나왔다.

"여러분, 이런 제가 부럽죠?"

물어볼 필요도 없다는 듯 사람들은 이구동성으로 "예"라고 대답했다.

그는 말을 이어갔다.

"이 많은 0들 하나하나가 오늘날 저의 성공을 뒷받침하고 있는 요소들입니다. 이 0은 명예입니다. 두 번째 0은 지위, 세 번째 0은 돈입니다. 여기에는 인맥도 있고, 아이디어도 있으며, 행운과 힘도 있습니다. 그런데 이 모든 것을 누리기 위해서는 맨 앞에 있는 1이 중요합니다. 만약 이 많은 0들 앞에 1이 있지 않다면 이 0들은 아무리 많아도 그저 0일 뿐입니다. 아무 소용이 없지요. 그렇다면 맨 앞의 1은 무엇이겠습니까?"

장내가 조용해졌다. 사람들은 그 1이 성공을 완성하기 위해 가장 중요한 것을 의미하리라는 것을 알고 있었다. 그러나 그 결정적 1이 무엇일까에 대한 생각은 저마다 달랐다.

모든 사람들이 그의 다음 말을 기다리고 있을 때 부자가 말했다.

"바로 건강입니다. 인생에서 명예, 지위, 돈, 권력, 친구, 두뇌, 가족, 행운 등이 다 중요합니다. 하지만 그런 것들을 아무리 많이 갖췄다 해도 건강이 없다면 아무 의미가 없습니다. 바로 실패한 인생이 되는 것입니다."

사람들은 그제야 진정한 성공의 의미를 알겠다는 듯 고개를 끄덕였다.

사람들은 젊어서 기운이 있는 동안 돈을 벌거나 자식을 키우거나 명예를 얻기 위해 노력을 다한다. 그러나 그러한 노력을 하는 동안 정작 자신의 몸은 만신창이가 되어있다면 과연 어떤 보람을 느낄 수 있을까. 열심히 일하는 동안에도 스스로를 위해 결코 잊지 말아야 할 것은 자기 건강을 지키는 일이다.

63

혼자서 잘 살아가기

나이가 들어 이런저런 이유로 홀로 살게 되는 사람들이 많다. 예전에는 이런 사람을 '독거노인'이라 불렀으나 요즘은 이 명칭에도 논란이 많은 모양이다. 대개 나이 들어 혼자 사는 사람은 경제적으로도 어렵고 사회적으로 고립되어 주변에서 도와주어야 하는 '돌봄 대상'이라는 인식이 강했던 탓이다.

자기 삶을 살 수 있는 기회

지금은 재산이든 연금이든, 최소한의 경제력을 갖추고 홀로 사는 노인들이 많다. 그런 점에서 오랫동안 사용해왔던 '독거노인'이라는 표현은 이제 바꿔야 한다는 여론도 높다. 〈사회복지용어 대백과〉에서는 독거노인을 더 이상 도움이 필요한 수혜대상으로 바라보는 관점을 넘어서 보편적 사회현상을 담은 '일인 가구 어르신'으로 부르자고 권장하기도 한다.

나이 1백 세가 흔해진 장수 시대에, 혼자 사는 노인들을 정부가 어떻게 일일이 잘 돌볼 수 있겠는가. 장례식장이나 요양원에 가서 보면 부모나 자식이나 같이 노년이 되어, 노인이 노인을 돌보고 있는 모습을 흔히 볼 수 있다. 요즘 세태로 보면 이런 일을 젊은 손주 세대에 떠맡기기도 어려운 일이다. 예전 어르신들은 노년이 되면 일을 그만 두고 집안에서 자손들의 부양을 받으며 사는 것을 당연한 것으로 여겼지만, 이제 그런 의식 자체를 바꾸지 않을 수 없게 되었다. 70세가 넘어서도 밖으로 나와 무슨 일이든 하는 사람들을 많이 볼 수 있는데, 잘 하는 일이다. 의식이 깬 사람이라면 정신적으로든 경제적으로든 자기 자신의 삶을 아직은 스스로 주관하는 것을 당연한 일로 받아들이는 게 좋다. 그게 건강 장수에도 도움이 된다.

사람은 죽을 때가 가까울수록 혼자 살게 될 확률이 높다. 배우자와 사별하고 나면 어쩔 수 없이 혼자가 된다. 요즘에는 이혼도 늘고 비혼도 많아 이른 나이부터 혼자 사는 사람들이 적지 않다. 그러면 인간은 좀 더 비극적인 상황에 처한 것일까. 그렇지가 않다. 가족과 함께 살아서 좋은 점도 있지만 불편한 점도 많지 않은가. 하지만 관점을 바꿔서 바라보면, 혼자 사는 것은 자기 삶을 자기 마음대로 살 수 있는 기회를 갖는다는 의미도 된다.

경제적·정신적 자립능력이 기본

어떻게 하면 혼자서도 즐겁게 잘 살 수 있을까. 만일 홀로 된 노인이 혼자서도 즐겁게 잘 지내기만 한다면 사회는 더 이상 혼자 사는 노인을 걱정의 대상으로 바라보지 않게 될 것이다.

우선 경제적 · 정신적 · 신체적 자립능력을 잃지 말아야 한다. 먹고 입고 씻고 청소하는 일상적인 것부터 자신의 힘으로 감당해야 하는데, 이것을 의무라 생각하면 하기 싫어진다. 요리, 세탁, 청소는 머리와 몸을 움직여야 하는 일이다. 일상적 운동이다 생각하고 받아들이면 그리 힘든 일도 아니다.

재미있는 통계가 있다. 혼자 사는 고령자 중 남성의 비율은 20%에도 미치지 못하고 대부분이 여성들인데, 여성 중에서도 남편이 있는 여성보다는 남편이 없는 홀몸 여성들이 더 오래 건강하게 산다고 한다. 이 차이는 어디서 오는 것일까. 많은 남성들이 먹고 입고 씻는 기본적인 것부터 잘하지 못하니 독신으로서는 대개 오래 살지 못하는 것이고, 남편이 있는 여성은 늙어서도 남편을 먹이고 입히고 수발드느라 스트레스가 크다는 의미로 해석할 수 있다.

음악의 아버지로 불리는 바흐에 관한 재미있는 일화가 있다. 아내의 장례식이 끝나고 장의사가 비용청구서를 들고 찾아왔을 때 무심코 "그런 건 아내에게 물어보시오"라고 대답했다는 것이다. 그런 식으로 매사 아내에게 의존하며 아이처럼 살아온 남자들이 혼자서 오래 못 산다는 것은 이해가 된다.

사회적 유대관계가 자존감을 높여준다

신체적 자립을 위해서는 운동을 계속해야 하고, 밖으로 나가 활동할 거리를 스스로 찾아 즐겨야 한다. 바깥 활동은 삶의 의욕을 잃지 않고 다른 사람들과 어울려 즐겁게 살 수 있는 기회를 제공한다. 취미나 관심사를 공유하는 모임이 있으면 정신적으로도 늙지 않을 뿐 아니라 지혜와 기술을 나눠주면서 자기 존재감도 느낄 수 있으니 더욱 좋다. 늙기 전에 뭔가 자신만의 특기 같은 것을 개발해두면 비장의 무기가 될 수 있다.

어떤 모임에서 휘파람 특기를 가진 사람을 보았는데, 음악 반주 녹음까지 손수 USB 메모리에 담아가지고 다니면서 프로연주가 못지않은 솜씨를 보여주었다. '황야의 무법자' 같은 영화음악을 휘파람으로 불면 장내에 박수가 쏟아진다. 노래든 색소폰이든 하모니카든 취향에 맞는 장기를 하나 가지고 있으면 인생이 즐겁다.

좀 더 의미 있는 일을 찾고 싶다면 지역 사회봉사 활동에 자원해도 좋다. 그러나 너무 '의미'만을 찾으려 하지 말고 놀 수 있는 기회에 잘 노는 게 좋다. 음악회도 다니고 전시회도 다니자. 모임에서 알게 된 남녀 친구들을 불러 함께 다니면 더욱 즐거울 것이다. 동호회에서 여행을 계획한다면 적극적으로 참여해서 같이 떠나도록 하자. 즐거움이야말로 삶의 활력소다. 친구가 많으면 몸이 아플 때 걱정하고 챙겨주는 사람도 있을 테니 나중에 외로이 죽는 일도 없을 것이다.

'약자'로서의 안전망도 유지하라

스스로 '약자'일 수 있다는 엄연한 현실도 부정하지 않는 게 좋다. 급작스러운 질병이나 범죄로부터의 안전 등 조심해야 할 일은 얼마든지 있다. 떨어져 사는 자식들이나 친척일망정 언제라도 안부 정도는 바로 물을 수 있을 정도의 연결망을 유지하고, 주기적으로 밥도 같이 먹으며 서로의 근황을 알고 지내야 한다. 주민센터 등 지자체와도 연결을 유지하며 긴급상황이 생기면 도움을 청해야 한다. 독신 노인을 노리는 피싱 사기 등 범죄도 적지 않다. 종종 사회뉴스도 챙겨보면서 세상 돌아가는 일도 좀 알아두는 게 좋다.

64

건강 장수의 비법, 우(友)테크

사회적 유대관계가 건강 장수에 밀접한 영향을 준다는 사실은 분명하지만 모든 유대관계가 다 유익하다고 할 수는 없다. 어떤 관계를 통해서 속마음을 털어놓고 함께 즐기며 서로 용기를 나눌 수 있다고 한다면 분명 어떤 보약에 못지않게 유익한 영향을 미칠 것이다. 그러나 스트레스를 주는 관계, 예를 들어 원수 같은 관계에서는 좋은 영향을 미치기 어렵다.

가벼운 자극, 일시적이고 단순한 스트레스는 수명 연장에 도움이 된다는 연구결과가 있다. 작은 물고기들을 수조에 넣어 이동할 때, 사나운 포식자 한 마리를 같이 넣으면 작은 물고기들이 잡아먹히지 않으려고 긴장감을 유지하기 때문에 그렇지 않을 때에 비해 더 생생한 상태를 오래 유지한다고 한다. 그렇지만 역시 지나치게 스트레스를 주는 인간관계는 건강 장수에 도움이 되지 않는다. 건강 장수에 도움이 되는 인간관계란, 적절한 긴장이 유지되면서도 기본적으로는 서로를 아끼고 사랑하며 인생의 희로애락을 함께 나눌 수 있는 정도의 신뢰가 전제되어야 한다. 그게 가능한 대상이 바로 가족이며 친구가 아닐까.

흔히 직업 활동을 멈추게 되는 60대 후반 이후로도 30~40년 이상 더 살아야 하는 장수 시대의 현대인들로서는 이 기간에 함께 삶을 나눌 친구와 가족의 존재가 더욱 중요해졌다. 가까이에서 소식을 주고받으며 종종 대면해서 어울릴 수도 있는 친구들은 심리적으로 든든하고 편안하게 해준다. 그뿐 아니라 가끔이라도 친구를 만나러 나가기 위해서는 어느 정도 자기관리를 안 할 수가 없으니 최소한의 긴장감을 유지해서 건강 장수에 보탬이 되는 것이다.

과학의 발달이 가져다준 인생 100세 시대에 여생을 함께할 친구가 없다면 얼마나 끔찍하겠는가. 친구 관계를 유지하는 데도 돈과 건강이 필요하다. 그러나 돈과 건강을 가졌다 해도 진심으로 서로를 아끼고 사랑하는 친구가 없다면 그 고독은 견디기가 점차 어려워질 것이다. 그래서 필요한 것이 '우(友)테크'다. 돈을 모으고 관리하기 위해 '재(財)테크'가 중요했다면, 이제는 만년의 고독을 함께 나눌 친구를 모으고 관리하는 기술도 필요하다. 재테크를 통해 돈을 벌고 키우고 관리하듯 좋은 친구를 만들고, 확장하고, 엮고, 관리하는 우테크에도 신경을 써야 한다. 재테크에 쏟는 시간과 노력의 몇 분의 일만이라도 투자해보자.

재테크와 마찬가지로 우테크에도 테크닉이 필요하다. 잘 알려진 몇 가지 방법들을 모아봤다.

연락을 기다리지 말고 먼저 연락하라

우테크 또한 시간과 노력을 들인 만큼 성공확률도 높아진다. 매번 '언제 한번 만나자'는 식으로 말하고 그만둘 게 아니라 그 자리에서 점심 약속을 잡든지 다음 날 당장 전화나 이메일로 먼저 연락해서 다음 만남을 약속하자.

가능하면 모임에서 총무를 맡아라

평생 '갑'으로 살아온 사람들일수록 퇴직 후에 더 외롭게 지내는 것을 종종 본다. 항상 남들이 먼저 만나자고 하는 약속만 골라서 나갔기 때문이다. 누군가가 정해놓은 약속에 수동적으로 움직이기보다는 직접 연락을 취하는 총무 역할을 맡아보면 어떨까. 날짜와 시간을 조율하고, 장소를 예약하고, 회비를 걷는 성가신 일을 나서서 맡는다면 그룹의 다른 어떤 사람보다도 친구들과 접촉할 기회가 많아지고 그만큼 깊이 있는 친구가 늘어날 것이다.

남녀노소를 따지지 마라

대기업 CEO를 지내고 퇴직한 A씨는 퇴직 후 관련 중소기업의 영입 제의도 마다하고 자기만의 생활을 즐기고 있다. 골프스쿨에 등록해서 스윙을 바로잡아 핸디를 크게 줄였고, 외국어학원에 등록해 중국어도 새로 배우고 있다. 일주일에 한 번씩 문화센터에서 기타도 배운다. 함께 외국어를 배우는 학원 동료들, 자식뻘 되는 20대의 젊은 친구들과 어울려 영화도 보고 카톡으로 문자메시지도 주고받는다. 골프스쿨이나 기타교실 수업 후에는 멤버들과 어울려 식사와 커피를 즐긴다. 남녀노소 구분 없이 폭넓게 교우하다 보니 더 젊어진 것처럼 보인다.

그는 나이가 아무리 어린 대상이라 하더라도 함부로 말을 놓지 않고 친구처럼 대한다. 노인의 권위를 내세워 말끝마다 가르치거나 교훈적인 이야기로 상대를 감동시키려 한다면 동료들도 불편했을 테지만, 그것을 버린 탓에 친구가 매우 많아졌다.

매력을 유지하라

외출할 때는 항상 잘 씻고 가능하면 깨끗하고 멋진 옷을 입어라. 동성끼리라도 매력을 느낄 수 있어야 관계가 오래간다. 상대의 후줄근한 모습은 보는 것만으로도 괴롭고 내 인생도 덩달아 후줄근하게 느껴진다. 끊임없이 책 읽고 영화 보고 새로운 음악도 들으며 매력 있는 대화 상대가 되어야 한다.

'우테크'의 1순위 대상은 배우자다

가장 많은 시간을 보내는 집 안에 원수가 산다면 그것은 가정이 아니라 지옥일 것이다. 배우자를 영원한 동반자로 만들기 위해 우선 배우자의 건강을 살펴야 한다. 혼자 자는 일도 되도록 삼갈 일이다. 자다가 침대에서 떨어져도 아무도 모른다면 큰일이 아니겠는가. 부부끼리 공동의 관심사나 취미를 만드는 것도 중요하다.

65

사랑의 힘

세상에서 가장 좋은 건 사랑일 것이다. 건강도 행복도 모두 사랑에서 나온다. 삶을 사랑하고 이웃을 사랑하고 나 자신을 사랑하는 데서 에너지가 나온다. 사랑은 자신감을 주고 의욕을 주고 기쁨을 준다. 그것은 곧 행복감이다. 엔도르핀을 통해 건강까지 보장해주니 사랑이 지닌 힘은 무한하다. 사랑이 주는 에너지와 영향을 생각해보면 다양하다.

첫째, 생각하게 한다

내가 사랑하는 대상이 있으면 그를 위해서 무엇을 할 수 있을까, 어떻게 하면 더 좋을까를 자나 깨나 생각하게 된다.

둘째, 열정적으로 만든다

내가 사랑하는 것을 위해 할 수 있는 일이 떠오른다면, 그것을 위해 어느 때보다 즉각적으로, 그리고 자발적으로 움직이기 시작한다. 사랑이 아니라면 도저히 할 수 없는 일도 마다하지 않는다. 수로부인이 해변을 거닐다가 벼랑 위에 피어있는 아름다운 꽃 한 송이에 반해 바라보고 있을 때, 소를 끌고 가던 노인은 서슴없이 벼랑으로 올라가 꽃을 따왔다고 하지 않던가. 수로부인에게 그 꽃을 바치면서 부른 노래가 바로 〈삼국유사〉에 나오는 유명한 향가 '헌화가'다. 사랑은 목숨까지도 걸게 하는 열정을 일으킨다.

셋째, 존경심을 일으킨다

존경하는 마음이 없으면 사랑이 아니다. 상대를 존중하고 존경하는 마음 없이는 진정한 사랑이 일어날 수 없다. 서로에 대한 존경이 흔들리지 않는 부부는 식지 않는 사랑을 간직하고 있는 사람들이다.

넷째, 희생심의 원천이다

남을 사랑하는 마음 없이 남을 위해 희생하는 일은 좀처럼 일어나기 어렵다. 이역만리 미개 지역이나 깊은 오지에 들어가 희생 봉사하는 사람들을 종종 볼 수 있다. 그들로 하여금 헌신적 봉사를 할 수 있게 만든 힘은 바로 사랑에서 비롯된 것이다.

다섯째, 아낌없이 주게 만든다

다른 모든 사람에게 인색한 사람이라 하더라도 자기가 사랑하는 누군가를 위해서는 대범하게 내어주는 것을 얼마든지 볼 수 있다. 특히 자식을 위한 부모의 희생은 사랑이 일으키는 불가사의한 힘의 전형이다. 그것은 사랑하기 때문에 모든 것을 내놓을 수도 있는, 자기 비움의 결단을 가능하게 한다.

여섯째, 도덕적 의무감을 불러일으킨다

사랑하는 대상을 위한 자발적인 의무는 바로 사회적 윤리와 도덕의 근원이 된다. 사랑하는 사람이 생긴 젊은이는 스스로를 자제하며 의젓해지려고 노력하게 되며, 자식을 얻은 젊은이는 가장으로서 직업에 대한 의무를 충실히 수행하게 된다. 그러므로 사랑은 개인의 삶에 대한 의지와 노력뿐 아니라 사회의 건전성까지도 지탱하는 에너지다.

사랑은 먼저 말을 걸고 대화를 시작할 수 있는 용기의 원천이며, 서로가 서로에게 품을 내어주고 사심 없이 부둥켜안는 감동을 가능케 한다. 두 팔을 벌려 포옹한다는 것은 서로를 향해 마음을 여는 것이다. 이처럼 사랑이 넘치는 사람들은 자발적이고 열정적이며 용기가 있다. 사랑하는 사람들의 사회는 서로에 대한 신뢰와 헌신과 존경이 넘치는 사회다. 사랑이 가득한 사회가 평화롭고 안전하며, 즐겁고 역동적인 것은 당연하다.

66

웃음이 병을 고친다

낯선 사람을 만났을 때 그의 표정이 부드럽게 미소를 띠고 있느냐 딱딱하게 경직되어 있느냐에 따라 첫인상이 크게 달라진다. 여러 사람과의 관계에서도 마찬가지다. 웃음이 많은 집단은 구성원 사이에 화합이 잘 되고 연대감도 강한 반면, 잘 웃지 않는 사람들의 집단에서는 화합과 단결보다 긴장과 경쟁의식이 강하게 나타난다. 웃음은 긍정적 마인드를 심어주고 집단 내 소통을 원활하게 한다.

개인에 있어서도 마찬가지다. 잘 웃는 사람과 그렇지 않은 사람은 인간관계에서뿐 아니라 삶을 대하는 태도에도 차이가 있다. 이런 차이는 심신의 건강에도 영향을 미친다. 긍정적이고 낙천적인 마음은 건강이나 질병 치료에도 유리하게 작용한다. 웃을 때의 심리적 작용에 따라 엔도르핀 같은 호르몬이 분비되어 건강에 유익한 효과를 주는 것으로 알려져 있다.

오랫동안 웃음과 건강의 관계를 연구한 미국 스탠포드 의대 윌리엄 프라이 박사는 〈약으로서의 웃음〉이라는 저서에서 웃음이 인체에 미치는 효과를 다음과 같이 요약하고 있다.

- 뇌하수체에서 엔도르핀 같은 자연 진통제가 분비되도록 돕는다.
- 부신에서 일반 통증이나 염증을 낫게 하는 화학물질이 분출된다.
- 동맥이 이완되어 혈액순환이 활발해지고 혈압이 내려간다.
- 웃음은 모든 인체기관에서 긴장의 완화를 가져온다.
- 웃음은 혈액 내에서 스트레스 호르몬인 코르티솔을 줄여준다.
- 스트레스와 분노, 긴장을 완화시켜 심장마비를 예방한다.
- 웃음은 심장박동 수를 높여 혈액순환을 돕고 근육발달에 영향을 준다.
- 뇌졸중의 원인이 되는 순환기의 질환을 예방한다.
- 암 환자의 통증을 줄여준다.
- 3~4번의 웃음은 맥박을 배로 증가시키고 혈액에 산소공급량을 늘려준다.
- 가슴과 어깨 등 상체 근육이 자극되어 근육운동과 같은 효과를 낸다.

'웃음 치료'는 여러 가지 만성질환 치료에 보조적 수단으로 이용되고 있다. 대사증후군 치료에 웃음 치료를 병행하면 환자들이 좀 더 적극적으로 치료에 협조해 성과가 높아진다고 한다. 웃음은 자폐아나 갱년기우울증인 사람의 마음을 여는 데도 효과가 있다. 장기적으로 치료를 받는 환자에게 심리적 안정감과 자신감을 불어넣기도 한다. 이러한 스트레스 해소와 심리적 안정 효과는 당뇨병 환자의 혈당 조절에도 영향을 미친다고 한다.

관절염이나 암 환자들은 웃음을 통해 분비되는 호르몬에 의해 통증이 완화되고 몸의 면역세포가 늘어난다. 대다수 치매 환자들은 우울증과 함께 웃음을 잃으면서 증상이 악화된 경우가 많다. 웃음 훈련은 우울증과 치매를 막는 등 각종 노인병 예방과 치료에도 훌륭한 수단이 되고 있다.

67

심신에 독이 되는 감정, 화(火)

살다 보면 종종 화를 내게 되는 일이 있다. 마음대로 되지 않아서 화를 내고, 내게 손해를 입히는 사람이나 제멋대로 하는 사람을 볼 때 화를 내고, 나 혼자서 돌부리에 부딪히고도 화를 낸다.

사람이 극도로 분노했을 때 눈에서는 불꽃이 튀고 입에서는 뜨거운 기운이 나오며, 그의 말은 듣는 사람의 심장을 태워버릴 듯이 격렬해진다. 불이 모든 것을 태우듯 광란의 행동으로 주변의 모든 것을 부수고 사람들을 다치게 하는 경우도 있다. 가히 불(火)에 비할만하다.

분노를 억누르면 화병이 된다

마음에 분노의 감정이 일어날 때 화를 내게 된다. 분노는 건강을 위해 좋지 않은 감정이다. 그것을 억누르면 '화병'이 된다. 마음에 생긴 울분을 억누르다 울분이 끓어오르면 간에서 피가 솟구쳐 피를 토하게 된다. 몸이 스스로 열을 쌓아두지 않기 위해 소리를 질러 발산시키는 행위로 화를 내는 것이다. 분노를 참기 어려울 때 그것을 안에 쌓아두기보다는 겉으로 터뜨려 화를 내는 것이 자신의 건강에는 좋을 수 있다.

하지만, 화의 근원인 분노를 뿌리에서부터 다스려 화가 나지 않게 할 수 있다면 그것이 훨씬 더 나을 것이다. 일단 화를 내고 나면 나 자신의 인격이 무너지는 것은 물론이고 반드시 누군가에게는 상처를 입히게 되기 때문이다.

시어머니가 화를 내서 며느리를 나무라면 그 젖을 먹는 아기가 생똥을 싼다고 한다. 엄마의 마음에도 화가 일어서 그 젖에 화독(火毒)이 담기기 때문이다. 좋은 젖을 먹이기 위해 아무리 정갈한 음식을 골라 먹는다 해도 화를 일으킨 엄마의 젖에는 독이 담기기 마련이다. 젖먹이가 시름시름 앓거나 잘 자라지 못하거나 느닷없이 병변이 왔다면 십중팔구 부부싸움이나 고부간의 갈등에 원인이 있다.

속으로 애를 태우거나 화를 내면 피가 흑갈색을 띤 강한 산성으로 변한다. 그러면 산성을 좋아하는 세균들이 혈액 안에 급속히 늘어나 면역세포에 손실이 생기며, 그것들이 몸에서 가장 취약한 부위로 몰려들어 암 등을 유발하기도 한다.

독일에서 인간이 내는 화에 대한 병리학적 실험을 했다고 한다. 극도로 화가 난 사람의 입에서 나오는 공기, 그러니까 '홧김'을 비닐을 이용해 수집하고 농축해보니 소량의 노란 액체가 모였다고 한다. 이 액체 0.5cc를 모아 돼지에게 주사했더니 돼지가 곧 비명을 지르며 즉사하더라는 것이다. 홧김을 호박이나 오이 넝쿨의 생장점에 대고 불면 그 생장점은 하루도 못 가 시들어버린다. 일상 속에서 사람이 내는 화는 주변 공기를 오염시킨다.

우리 속담에 '장맛이 나쁘면 집안이 기운다'는 말이 있다. 예전에는 메주를 만들면 새끼줄로 엮어 걸어두었다. 가을이 지나면 따뜻한 방 안의 벽이나 천장에 걸어두었는데, 그러면 집 안의 온갖 미생물이 메주에 달라붙어 그것을 발효시키는 것이다. 그런데 만일 집안에서 가족 간에 다툼이 잦다면 홧김이 공기 중에 퍼지고, 메주균은 그 독을 못 이겨 죽어버린다. 메주가 제대로 발효되지 못하고 꺼멓게 변색되면서 결국 고약한 맛을 내게 된다. 장맛이 나쁘다는 것은 집안이 화목하지 못하다는 반증이고, 장맛이 나쁜 집안이 차차 기울게 된다는 것은 이치상 개연성이 있다.

사람이 화를 낼 때는 얼굴이 새파랗거나 새빨갛거나 새하얗게 변하는 것을 볼 수 있다. 그 순간 피가 정상적으로 돌지 못하므로 비정상적인 사고와 흐린 판단력에 지배당하게 된다. 화를 참지 못할 때 말과 행동을 함부로 하고, 평소 같으면 생각지 못할 파괴적인 행동이 거침없이 나오게 된다. 이런 상태에서 식욕이 정지되고, 피는 거꾸로 돌며, 명치끝이 바짝 긴장되고, 간은 강한 타격을 받아 극심하게 발작한다. 대개 화는 그 순간이 지나가면 가라앉지만, 한순간이나마 이성을 잃는다는 게 얼마나 위험한 일인가. 게다가 화를 내는 것도 습관이 되기 쉬워서, 화를 낼 때마다 아무 제재를 받지 않으면 같은 행동을 곧잘 되풀이하게 되고, 그게 버릇이 되면서 끝내 자신과 주변 사람을 함께 파멸로 몰아갈 수도 있다.

감정을 다스리는 훈련

그렇다면 화는 왜 나는 것일까. 화가 날 만한 타당한 사유가 있다고 하더라도 그 사유는 언제나 주관적이다. 똑같은 상황을 보고 누구나 화를 내는 것은 아니기 때문이다.

화는 대체로 욕망의 좌절에 기인한다. 게다가 화를 내는 원인은 대개 이미 지난 일에 있다. 예를 들어 아이가 집 안에서 무언가 큰 잘못을 했다고 치자. 화를 내는 시점에서 그 잘못은 이미 과거지사다. 지나간 일을 놓고 화를 터뜨리는 것이다. 과거의 잘못은 지나간 것이라 해서 '과오(過誤)'라 한다. 과거의 것은 '용서'라는 큰 바다에 던지지 않고서는 없어지지 않는다. 만일 아이가 그 일을 잘못된 것이라고 인식하지 못해서 한 실수라면 깨우쳐줄 필요는 있다. 그런 목적으로 훈계를 하려 한다면 적어도 순간의 분노에 감정을 담아서 화를 내는 방식으로 하지는 말아야 한다. 아이에게 상처를 주거나 반발을 살 뿐이다.

꾸짖음보다 무서운 교훈은 자애다. 용서라는 큰 포용을 받고 나면 상대는 한없이 뉘우치고 다시 잘못을 저지르지 않는다. 담장 높은 교도소의 형벌은 더 큰 죄수를 만들고, 품어주는 자비는 거듭난 삶을 살게 한다.

화를 참으면 병이 되기도 한다. 그러나 분이 치밀 때마다 순간의 불같은 성질을 터뜨리는 것만이 방법은 아니다. 취중에 주사를 부리는 것도 한두 번 용인하다가 습관이 되듯 화내는 방법도 습관이 된다. 한순간을 참지 못하고 터뜨리는 습관 또한 병이다. 감정을 다스리는 훈련으로 분노라는 병을 치유할 필요가 있다.

68

심신의 독을 제거하는 눈물의 효과

사람들은 다양한 이유로 눈물을 흘린다. 고통, 슬픔, 상실, 비애, 분노, 좌절, 고뇌뿐 아니라 사랑, 즐거움, 감동, 희망, 친절 때문에도 눈물을 흘린다. 바탕에 깔린 감정이 무엇이든 눈물은 격해진 기분을 진정시키는 효과가 있다. 사람은 감정이 급격히 변할 때 스트레스 호르몬이 분비되는데, 눈물은 과다한 스트레스 호르몬을 몸 밖으로 배출해서 감정을 누그러뜨린다. 만약 흘러나오는 눈물을 억지로 참는다면 스트레스를 적절히 풀어내지 못해서 부정적인 신체 반응이나 심리적 트라우마로 몸 안에 남게 된다.

실제로 울음의 경험에 관한 한 조사결과 울고 난 뒤 기분이 전보다 나아졌다는 응답이 88.8%나 됐다. 울고 나서 기분이 더 나빠지는 경험을 했다는 경우는 8.4%에 불과했다.

현실에 있어서 사람들은 대체로 남 앞에서 눈물 흘리는 것을 두려워하거나 저항감을 갖고 있다. 하지만 눈물은 부끄러운 것이 아니다. 이론적으로나 사람들의 경험상으로나 눈물이 나올 때 이를 감추지 않고 쏟아내는 것이 정신과 신체 건강에 두루 유익하다는 것이 입증되었다.

몸 안의 독성물질을 배출시킨다

의학적 연구에 따르면 눈물은 몸 안의 해로운 물질을 씻어내는 방법의 하나로, 신체적으로 더 좋은 상태를 만들어준다고 한다. 우리 몸에서 독성물질을 배출하며, 심리적으로 억압된 기분을 해소시켜준다. 그 결과 고통스런 상황에 좀 더 잘 대처하게 해준다.

스트레스를 줄여준다

눈물은 스트레스를 줄여주는 역할을 한다. 스트레스는 건강을 해치고 심장질환, 고혈압, 당뇨병, 비만 등을 일으킬 수도 있다. 세인트 폴램지 의료센터의 생화학자인 윌리엄 프레이 박사가 실시한 연구에 따르면, 눈물은 우리 몸에서 스트레스와 관련된 물질을 씻어내는 것으로 나타났다. 시원하게 울고 나면 기분이 더 좋아지는 이유다.

마음을 열고 경계심을 풀게 한다

눈물은 우리 내부에 쌓아놓았던 감정적인 벽과 정신적 장애물을 무너뜨려 남을 향해 마음의 문을 여는 수단이기도 하다. 눈물은 사람들을 동등한 감정의 영역으로 불러들여 보다 쉽게 동화될 수 있게 한다. 눈물을 흘릴 때 다소 당황스럽고 불편하고 고통스러울 수 있지만, 그렇다고 잘못된 일은 아니다. 울음은 힘이 있으며 중요한 역할을 한다. 눈물이 나올 때는 당당히 눈물을 흘리고, 남의 눈물에 대해서도 마땅히 격려하자.

69

긍정적인 태도가 수명을 늘린다

인간의 수명과 관련된 변수들의 상관관계를 조사하는 데는 보통 많은 시간이 소요된다. 특히 어떤 생활습관을 가진 사람들이 얼마나 오래 사는가를 알아보기 위해서는 추적통계가 필요하기 때문에 평생 동안 관찰 분석을 하기도 한다. 인간 집단을 평생 관찰하기는 어려우므로, 연구는 대개 노년층을 대상으로 그들의 삶의 경험과 생활습관을 조사하는 방식으로 이루어진다. 2000년대 들어 장수 노인들이 많은 지역을 대상으로 방문탐사가 많이 이루어졌는데, 이를 통해 장수인들의 공통적인 특성을 정리한 보고서가 여럿 발표되었다.

삶에 대한 긍정적 태도

1960년대 중반 노스캐롤라이나 주립대 학생들을 대상으로 시작된 수명 연구는 무려 40년 이상이 지난 2006년 미국 듀크대 정신과 연구팀의 분석에 의해 그 결과가 발표되었다. 우선 신입생 7천여 명을 대상으로 다면적 인성검사(MMPI)를 실시해 데이터를 만들었고, 이를 바탕으로 40년 뒤 그들의 현주소를 추적해서 변한 모습을 분석했다. 연구팀은 처음 검사 결과에서 삶에 가장 긍정적인 태도를 지닌 2천3백 명과 가장 부정적인 태도를 보였던 2천3백 명을 대조했다. 그 결과 긍정적인 태도를 지닌 사람들은 부정적인 사고를 지닌 사람들에 비해 평균수명이 42% 더 긴 것으로 나타났다.

비슷한 연구가 2004년 예일대에서도 발표된 적이 있다. 긍정적인 사고를 지닌 사람이 부정적인 사람보다 7.5년 더 오래 산다는 내용이다.

소식(小食)

'건강을 위해서는 적게 먹어라.' 이 오래된 명제의 진위를 알아보기 위해 미 국립보건원(NIH)은 오랫동안 연구를 지원했다. 2000년 무렵까지 15년간 진행한 영장류 실험에서는 30%를 적게 먹은 붉은털원숭이들이 보통의 양을 섭취한 원숭이들에 비해 사망률이 약 8%, 암 · 심장병 · 당뇨병 등 노화 관련 질환의 발병률이 18% 낮은 것으로 확인되었다. 단순히 식사의 질만 바꿔 저지방 건강식을 먹인 경우 수명이 늘어나지 않았으나, 적게 먹인 원숭이 군에서는 분명하게 수명 연장이 확인됐다고 한다. 이러한 결과는 쥐 실험에서도 비슷하게 나타났다.

미 국립보건원이 2002년 이후 사람을 대상으로 한 실증 분석에서도 같은 경향이 확인되었다. 조사를 맡은 루이지애나 주립대 병원이 입원 환자들을 대상으로 관찰한 최근 보고에 따르면, 일반적인 양보다 적은 식사를 공급받은 환자들은 인슐린 수치와 체온이 낮고 DNA 손상도 훨씬 적어 장수의 가능성을 보여주었다.

적게 먹는 사람이 오래 사는 이유로 연구자들은 크게 두 가지 점을 주목한다. 첫째는 먹는 양이 적으므로 몸 안에서 음식을 분해할 때 발생되는 독성물질이 감소하리라는 것. 둘째는 열량 섭취를 줄이면 인체가 스스로 생존에 필요한 기능 외에 다른 대사기능을 억제해서 인체 생리를 '생존 모드'로 전환함으로써 생존력이 강해질 수 있다는 것이다.

70

백 세 넘어 농사짓는 '동의보감' 할아버지

몇 년 전 TV 방송을 통해 소개된 102세 장수인의 생활방식이 매우 인상적이었다. 백 세가 넘은 나이에도 기억력이 또렷하고 허리가 꼿꼿해서 혼자 걸어 다닐 뿐 아니라 손수 농기계를 끌고 나가 농사일을 한다. 20킬로그램이나 되는 퇴비 자루를 거뜬히 들어 올려 경운기에 싣고 논으로 나간다. 안경 없이 책을 읽고 글을 쓰며 혼자 사는 생활에 조금도 흐트러짐이 없다. 2023년 여름, 이 할아버지는 마을 부녀회로부터 105세 생일상을 받았다.

이분의 장수비결이 무엇보다 인상적인 것은 철저히 〈동의보감〉에 기대고 있다는 점이다. 젊어서부터 건강관리에 관심이 많았다는 그는 〈동의보감〉을 읽으며 책에 나오는 식품을 필요에 따라 먹고, 책에 나오는 운동법을 실천하고, 책에 나오는 건강습관을 고수하며 살아왔다.

오랫동안 실천하다 보니 어떤 상황에서도 〈동의보감〉의 내용이 먼저 떠오를 정도라며, 〈동의보감〉을 가리켜 '틀린 말이 하나 없는 정확한 책'이라고 한다. 백 세 넘는 건강 장수를 통해 동양의학의 보전이라 일컫는 〈동의보감〉의 산증인이 된 셈이다.

4백여 년 전 허준이 쓴 의약서 〈동의보감〉에는 어떤 건강 원칙이 담겨 있을까. 〈동의보감〉에서 강조한 건강 10훈을 다음과 같이 간추려 보았다. 10훈 중 뒤에 4 가지는 식습관과 관련된 수칙들이다.

1. 화는 적게 내고 자주 웃어라 (소노다소 少怒多笑)

웃을 때마다 젊어지고 화낼 때마다 늙는다(一笑一少, 一怒一老)는 말과 같은 의미이다. 분노할 때는 몸에서 독소가 나오고 즐거워 웃을 때는 몸 안에서 이로운 호르몬이 샘솟는다. 많은 의사들이 환자들에게 스트레스를 피하라는 말을 한다. 웃음은 몸에 활력을 불어넣을 뿐 아니라 질병에 대한 면역력까지 높여준다.

2. 걱정은 줄이고 잠을 많이 자라 (소번다면 少煩多眠)

잠은 지친 몸을 쉬게 할 뿐 아니라 복잡했던 두뇌활동을 정리함으로써 머릿속까지 개운하게 만드는 충전의 과정이다. 충분히, 그것도 밤에 잘 자는 것은 건강 유지에 절대 중요하다. 생각이 많으면 불면의 원인이 된다. 걱정을 줄여야 잠을 잘 잘 수 있는 것은 당연하다.

3. 욕심을 줄이고 많이 베풀어라 (소욕다시 少慾多施)

욕(慾)이 나를 위해 쓰거나 모으는 마음이라 한다면, 시(施)는 남을 위해 혹은 모두를 위해 내어주는 마음이다. 나를 위해 아끼는 물질이나 시간이나 노력이 열이라고 할 때, 이중 다섯만 내 것이고 나머지 다섯은 남을 위한 것이라고 작정한다면 그만큼 마음이 너그러워질 것이다. 너그러운 마음은 그만큼 심신을 평화롭게 하고 이웃과의 관계에서 긴장도 줄어들게 할 것이므로 건강에 반드시 이롭다.

4. 말은 적게 하고 행동을 많이 하라 (소언다행 少言多行)

옛 속담에 '천리 길도 한 걸음부터'라는 말이 있다. 아무리 가까운 거리라도 '가야지, 가야지' 하면서 당장 일어나 걷지 않는다면 어느 세월에 갈 수 있겠는가. 손 하나만 까딱하면 끝날 일이라도 실제로 손을 까딱하지 않는다면 끝나지 않는 것이다. 말로는 '그까짓 것 마음만 먹으면 금방이야'라고 하면서 곧 행동으로 옮기지 않는 사람, 이런 사람은 요즘에도 흔히 있다.

5. 탈 것을 멀리하고 많이 걸으라 (소승다보 少乘多步)

차를 타거나 엘리베이터를 타거나 에스컬레이터를 이용하는 것 모두 승(乘)에 해당한다. 걷기는 일상에서 습관을 들이는 것만으로도 건강에 대단히 좋은 운동이 된다.

6. 옷을 적게 입고 목욕을 자주 해라 (소의다욕 少衣多浴)

적게 입되 공기가 잘 통하는 헐렁한 옷이 좋다. 잠을 잘 때도 춥지 않은 범위에서 되도록 옷을 최소한으로 입는다. 침대에 들어갈 때 아예 속옷까지 다 벗고 자는 사람들도 있다. 보온이 필요하다면 옷을 껴입는 것보다는 좀 더 따뜻한 이불을 사용하는 편이 낫다. 피부도 숨을 쉰다. 땀구멍이 먼지나 땀으로 막혀있는 상태에서는 피부가 충분히 숨을 쉴 수 없으므로 샤워나 목욕을 자주 해서 피부를 청결히 하는 것도 중요하다.

7. 음식을 적게 먹되 오래 씹어 삼켜라 (소식다작 少食多嚼)

음식은 대체로 많은 양을 먹기보다는 체내 대사와 활동에 필요한 칼로리를 충족할 정도로 제한해서 먹는 것이 좋다. 그리고 오래 씹어 삼키는 습관을 들여야 한다. 급히 먹는 음식은 먹는 양이 많아지기 쉽다. 음식을 한 입 넣을 때마다 20~30번 이상 천천히 씹어서 삼키면 적은 양의 식사만으로도 충분히 충족감을 느낄 수 있다. 현대인들의 성인병은 너무 많은 음식을 급히 먹어치우는 데서 비롯되었다 해도 과언이 아니다.

8. 고기는 적게 먹고 채소를 많이 먹어라 (소육다채 少肉多菜)

고기를 안 먹어서 단명했다는 말은 없어도 고기를 너무 많이 먹어서 병을 얻었다는 이야기는 많다. 과일과 채소가 몸에 좋고 육류는 자제해야 한다.

9. 단것을 적게 먹고 과일을 자주 먹어라 (소당다과 少糖多果)

과일은 씨앗 하나를 온전한 생명체로 싹 틔우기에 충분한 영양소를 고루 갖추고 있다. 아침마다 사과 한 개를 먹으면 평생 병원에 갈 필요가 없다고 했다. 이와 함께 소염다초(少鹽多醋), '짠 것을 줄이고 신 것을 자주 먹는다'를 꼽는 경우도 있다. 신 음식은 피로 해소에 탁월한 효과가 있다.

10. 진한 음식을 줄이고 담백한 음식을 먹어라 (소후다박 少厚多薄)

식사량은 적은 것이 좋은데, 즐겨 먹는 음식이 기름진 것이라면 비만이 될 수밖에 없다. 비만은 거의 성인병으로 이어진다. 건강을 생각한다면 담백한 음식을 즐기도록 노력하는 것이 좋겠다.

71

음양오행과 체질의 이해

동양사상의 오행원리는 인체의 오장육부뿐 아니라 각 장부의 기능과 연관된 감정과도 관계가 깊다고 한다. 오장(五臟)은 목, 화, 토, 금, 수에 각각 상응하는 간장, 심장, 비장, 폐, 신장이며, 육부(六腑)는 대장, 소장, 쓸개, 위, 삼초, 방광이다. 오장에 상응하는 다섯 가지 감정을 같은 순서로 나열하면 분노, 기쁨, 생각, 슬픔, 공포다. 몸의 장기 어딘가에 이상이 생기면 그에 상응하는 감정이 위축되거나 항진된다. 그 반대의 작용도 일어난다. 다섯 가지 감정 중 어느 하나가 비정상적으로 크게 일어나면 그에 상응하는 장기가 영향을 받는다. 어느 특정한 장기의 이상은 거기서 끝나지 않고 다른 장기에도 영향을 미치게 된다.

사람마다 취약한 장기나 병에 잘 걸리는 부위가 다르다. 현대의학의 원리로 보면 유전된 체질, 유전자의 특성이 사람마다 다르기 때문이다. 동양사상의 입장에서 보면 선천적으로 타고난 장기의 기운이 다르기 때문이다. 이러한 선천적 요인에 먹고 마시는 음식과 숨 쉬는 공기 등의 후천적 요인이 개인의 체질을 결정하는 것으로 볼 수 있다. 장기의 기운이 다르다는 것은 강하게 타고나는 것과 약하게 태어나는 것의 차이가 반영된다는 것을 의미한다. 그 때문에 전통적인 동양의학에서는 사람의 체질을 오행으로 판별해서 간이 약하다든지, 호흡기 혹은 소화기가 약하다는 등으로 기운을 예측하는 방법이 전해오기도 한다. 이제마의 '사상체질론'이 대표적인 체질 분류 연구라 할 수 있을 것이다.

그러나 이 방법은 아직까지도 분류방법으로 표준화되어있지 않다. 현대의 과학적 분석기법을 동원해서 개인의 천성적 장부 특성과 체질 특성, 유전적 특성, 그리고 실제로 잘 걸리는 질병의 유형 등을 포괄적으로 수집해서 분석하는 본격적인 연구가 필요하다. 체질 특성과 질병의 상관성이 과학적으로 밝혀진다면 오행 속성에 따른 처방이 표준화될 수도 있을 것이다. 그렇게 되면 체질에 따라 좋고 나쁜 음식을 가려먹음으로써 일상적 건강관리도 한결 쉬워지지 않을까 싶다.

오행과 인체의 관계

구분	목(木)	화(火)	토(土)	금(金)	수(水)
장기	간장	심장	비장	폐	신장
오체	눈	혀	입	코	귀
감정	분노	즐거움	신중함	걱정	두려움
색	파란색(녹색)	빨간색	노란색	흰색	검은색
맛	신맛	쓴맛	단맛	매운맛	짠맛

72

오행원리와 스트레스

현대인의 질병은 스트레스와 과로가 원인인 경우가 가장 많다. 감기나 알레르기 증상, 암과 같은 외부적 요인 때문이라고 해도, 지속적이고 심한 스트레스나 과로로 신체의 방어능력이 떨어질 경우 쉽게 발병으로 이어진다. 그렇다면 한의학의 오행원리에서 스트레스는 어떤 의미를 가질까.

한의학에서 사람이 병이 드는 원인은 내적 원인과 외적 원인, 그 외의 요인으로 나눈다. 내적 원인은 감정, 즉 칠정(七情)이 억압되거나 지나친 것을 가리키며, 외적 원인은 공기와 기후환경의 조건이 변화하는 것을 가리킨다. 스트레스란 어떤 원인에 의해 사람의 감정이 억눌리는 것을 가리키는 것이니, 이중 내적 원인, 즉 칠정의 손상을 의미하는 것으로 봐야 할 것이다. 한의학에서는 이를 내상(內傷)이라고 한다. 서양의학에서는 '외상 후 스트레스 장애(PTSD) 증후군'이 여기에 해당한다.

칠정은 '희로애락애오욕(喜怒哀樂愛惡欲)'이라는 인간 감정의 일곱 가지 형태를 말한다. 어떤 감정이 격하게 넘치면 그로 인해 연관된 장기가 손상을 입어 병들 수 있다. 사람마다 선천적 체질이 달라서 어떤 사람은 슬픔의 감정에 곧잘 상처를 입고, 어떤 사람은 분노의 감정에서 쉽게 병을 얻으며, 어떤 사람은 즐거움이나 사랑의 감정이 넘쳐서 곧잘 분별을 잃는다. 오행의 이론이 정확하다면, 그 원리에 따라 각자 취약한 감정을 제어하거나 그에 대한 저항력을 기르는 데 유용한 섭생법도 찾아낼 수 있을 것이다.

목(木)

두려움을 느끼고 소심한 생각에 사로잡히는 것은 간담이 서늘해지기 때문이다. 간과 담이 허해서 생기는 현상이다. 반면 간의 기운이 넘치면 화를 잘 낸다. 간이 허할 때는 목 기운에 해당하는 신맛 음식(참깨, 개고기, 자두, 부추, 살구 등)으로 보하고, 너무 성하다면 단 음식(멥쌀, 쇠고기, 대추, 아욱)으로 그 기운을 낮출 수 있다.

화(火)

불에 해당하는 심장의 기운이 부족하면 즐거움을 잊고 괴로워하며 근심걱정이 많아지고, 지나치면 즐거움이 지나쳐서 방자하게 된다. 심혈관계는 화의 속성에 해당한다. 심장의 기운이 부족할 때는 쓴맛 음식(기장, 커피, 초콜릿 등)을 먹되, '목생화'의 상생 원리에 따라 신맛 음식과 녹색 채소 등을 먹어도 좋다.

토(土)

토의 기운이 부족하면 비위가 약해져 사람들과 잘 화합하지 못하고 음식도 가리게 되므로 나약하고 쉽게 흔들리는 성격이 될 수 있다. 지나치면 생각이 많고 상대적으로 행동이 둔해지므로 게으름에 빠지기 쉽다. 모자랄 때는 단 음식, 넘칠 때는 짠 음식으로 기운을 조절할 수 있다.

금(金)

호흡기가 약한 사람들은 대체로 예민한 성격이기 쉽다. 호흡기와 걱정의 감정이 모두 금의 기운에 해당하기 때문이다. 이런 사람은 같은 오행에 속하는 대장이 약해 과민성 대장이거나 알레르기성 비염의 성질을 가질 가능성도 높다. 매운맛 음식(파, 양파, 고추 등), 흰 음식들이 도움 된다.

수(水)

물의 기운은 지혜와 관계 있다. 생각의 속도가 빨라 판단이 빠르고 임기응변에도 능하다. 같은 일을 놓고도 머릿속에서 남보다 몇 배는 빠른 시뮬레이션이 이루어지기 때문이다. 그러나 생각이 너무 앞서면 범상한 일에도 걱정이 많아질 수 있다. 반면 물기운이 부족하면 융통성 없는 성격이 된다. 신장, 비뇨기 계통에 관계해 성적 스태미나와도 연관이 있다. 물의 기운을 강화하는 데는 검은콩, 흑임자, 오골계, 블루베리 등 검은색 식품이 도움 된다. 여성들이 주로 먹는 흑염소도 물 기운을 강화할 수 있는 검은색 식품이다.

73

잘 죽을 준비도 필요하다

'죽을 때가 되었을 때 편안하게 잘 죽는 방법은 없을까.'

부모님이 노쇠해서 돌아가시기까지 간병이나 요양 과정을 겪어본 사람들은 이런 생각을 한 번쯤은 해봤을 것이다. 생각해보면 인간의 노력은 아프지 않고 오래 사는 연구에 치중되어 있다. 생로병사의 전 과정이 인간이라면 누구나 한 번씩은 거쳐야 하는 과정인데, 유독 마지막 과정에 대해서는 진지한 연구가 부족했다는 것이다.

99살까지 88하게 잘 지내다가 때가 되면 큰 고통이나 갈등 없이 생을 마감하고 싶다는 게 대다수 사람들의 염원이겠지만, 병 없고 고통 없이 깔끔하게 '잘 죽는' 일은 여간해서 쉬운 일이 아니다.

자연 속의 코끼리는 죽을 때가 되면 스스로 무리를 떠나 어딘가로 가서 곡기를 끊고 죽음을 맞는다고 한다. 사람들의 눈에 잘 띄지 않는 곳에서 간혹 이런 '코끼리 무덤'이 발견되기도 한다. 자연과 일체된 삶과 죽음의 모습이다. 사람 중에도 더러 만년까지 평온하게 거동하며 잘 지내다가 자신이 떠날 때가 되면 이를 알고 손수 떠날 준비를 마친 후에 평화롭게 가시는 분들을 볼 수 있다.

노부모가 병환으로 거동을 못하게 되면 다들 '올 게 왔다'는 기분으로 함께 힘든 과정을 시작한다. 그러면 그때부터 마음이 조급해져서 마침내 작별을 할 때에도 뭔가 빠뜨린 듯한 기분으로 일을 처리하기 쉽다. 준비성 있게 일을 처리하려면 아직 죽음이 보이지 않을 때부터 여러 가지 준비를 해야 한다. 이제 기력이 쇠하고 있음을 느낄 때 자기 죽음에 대해 미리 생각을 해보고 필요한 준비를 하는 것, 그것이 '잘 죽을 준비'다. 품격 있는 삶도 중요하지만 '죽음의 품격'도 중요하다. 죽음 이후와 죽음의 과정을 준비하는 데 필요한 공통적인 것은 대략 다음의 몇 가지다.

재산과 상속

죽음 앞에서 재산 얘기가 구차하다는 생각이 들 수도 있지만, 자본주의 사회를 살면서 돈이 모든 결정의 기본척도가 된다는 것은 충분히 경험했을 것이다. 죽음에도 그 척도는 어쩔 수 없이 반영된다는 것을 인정해야 한다. 장례 과정에서 간혹 자손들 사이에 다툼이 벌어지는 경우, 그 사유는 대개 재산문제다. 재벌이든 집 하나 가진 사람들이든 큰 차이가 없다. 부모가 자기 재산에 대해 명확한 상속이나 처분 기준을 말해두지 않으면 반드시 갈등이 생긴다. 부모가 죽으며 불화의 씨앗을 남기는 것이야말로 가장 나쁜 유산을 남기는 꼴이다. 자식들에 대한 감정이 각기 다를 수는 있겠으나, 마지막 순간에는 어떤 편애감정도 배제하고 가장 공평한 배분이 될 수 있도록 하는 것이 좋은 것 같다.

자식들을 배제하고 전 재산을 사회에 기부하는 사람들도 간혹 있는데,

미리 가족들의 동의를 받지 않는다면 이 또한 갈등을 남긴다. 사회적으로 칭송을 받겠지만 가족들에게는 원망을 남기게 된다. 기부 받은 대학을 대상으로 고인이 기부한 전 재산을 돌려달라고 소송을 거는 유족들도 보았다. 120년 전 세계 최고의 부자이면서 친자식이 없었던 노벨은 전 재산을 모국에 기금으로 맡겨 노벨상을 만들어달라고 부탁했는데, 당시 몇 촌까지의 친인척들에게 약간의 유산을 상속해주었음에도 이들이 기부 무효소송을 내는 바람에 4년이나 지나서야 노벨상이 시작될 수 있었다. 그 소송을 국왕이 직접 나서서 해결했다.

재산이 전혀 없는 사람이 아니라면, '사후평화'를 위해 어떤 식으로든 정신이 혼란해지기 전에 교통정리를 잘 해두는 게 좋다.

빚 갚기

빚을 정리해서 남겨두지 않도록 하자. 자손들이 빚을 물려받지 않기 위해 '상속 포기각서'라도 쓰게 된다면 부모의 유품 하나라도 마음대로 나눠 가질 수가 없게 된다. 물질적 빚 외에 마음의 빚도 청산할 수 있을 때 미리 해두는 게 홀가분하게 떠나는 준비로 필요할 것이다.

연명의료 의향서 작성

의학적으로 더 이상 치료할 방법이 없어 병 치료는 중단되었으나 그렇다고 숨이 멎은 상태도 아니어서 여러 연명 보조기구에 의해 생명을 연장하고 있는 상태를 '연명치료'라 한다. 사실상 '치료'는 아니어서 요즘은 '연명의료'로 명칭이 통일되었다. 자기 힘으로 아무런 생명 활동을 할 수가 없고 의식도 없으며 의료기구에 의한 수동적 호흡과 맥박만 유지되는 상태를 일반적인 용어로 '가사상태'라 한다. 흔한 말로 '식물인간'으로 존재하게 되는 것이다.

가사상태에서의 연명의료는 가족이나 치료 책임이 있는 사람에게 장기적이고 적지 않은 경제적 부담과 정신적 · 시간적 부담을 줄 수 있고, 한 번 시작하면 의사들의 판단과 법의 허가 없이는 임의로 중단할 수가 없는 등의 복잡한 문제가 따라온다. 혹시 사고나 질병 등으로 갑자기 이런 상태가 되었을 때 인공적인 연명의료를 원하지 않는다는 의향을 당사자가 사전에 분명히 해둔다면 결정은 쉬워진다. 이런 목적으로 만들어진 제도가 '사전연명의료의향서' 제도다. 19세 이상이면 누구나 작성할 수 있고 전국의 종합병원과 건강보험공단, 주요 복지기관 등에 양식이 마련되어 있다. 어디서 신청하든 국립연명의료관리기관 DB에 등록되어 갑자기 의식을 잃게 되더라도 치료기관에서 내용을 알 수 있게 되어있다. 요즘은 중년 이후의 많은 사람들이 제도의 취지에 공감하고 사전연명의료의향서를 작성해 병원에 맡기고 있다.

요양과 장례

요양과 장례에 대해서도 자신만의 희망사항이 있다면 미리 얘기해두는 게 좋다. 거동이 어려워졌을 때 집에서 간병인의 보조를 받으며 지낼 것인지 요양시설에 들어갈 것인지도 생각해두어야 한다. 요양시설은 월 비용을 많이 내면서 좋은 시설을 누리는 곳도 있고, 단체 생활을 하면서 정부 지원금보다 조금만 더 부담하면 되는 보통의 시설도 있다. 미리 다양한 정보들을 들어두고, 지인의 면회를 겸하여 여기저기 틈틈이 방문도 해본다면 나에게 적당한 곳은 어디인지 마음을 정하는 데도 도움이 될 것이다. 대부분 요양 시설 이용자는 국가건강보험의 장기요양급여제도에 의해 비용을 절반 이상 지원받고 있다.

장례 방식과 장지에 대해서도 생각한 게 있다면 미리 자손들에게 이야기해두는 것이 좋다.

법적 효력을 갖춘 유언장

언제가 될지 모르는 그때에 대비해 자신의 유지를 담아 보관해두는 것이 유언장이다. 자손들과 사회에 남기고 싶은 다양한 메시지들이 유언이 될 수 있다. 다만 재산 문제와 같이 사람들 사이에 이해관계가 다를 수 있는 문제에 관해서는 유서의 형식으로 분명히 해두는 게 좋다. 자필유언장에 어떤 내용을 담아야 한다는 규정은 따로 없으나 민법에 의해 반드시 지켜야 할 사항도 있다. 전문을 반드시 자기 손으로 작성해야 하고, 타이핑된 것은 별도의 증명과정이 필요하여 자필유언장(자필증서유언)으로 치지 않는다. 작성일을 연월일까지 분명히 적고, 자기 도장이나 지문 날인을 해야 한다. 뒤에 내용을 고칠 때는 모두 인장을 찍어 자의임을 증명해야 한다. 재산과 다툼의 내용으로 가득 찬 유언장보다는 여러 사람이 감동을 느끼며 돌려 읽을 만한 진실한 유언을 남겨보면 좋지 않을까. 자필유언장 외에 녹음유언, 공정증서유언, 비밀증서유언, 구수증서유언 등 다른 형식들도 있다. 이 경우는 모두 공증이 필요하므로, 법률사무소의 변호사들과 상의하고 도움을 받으면 된다.

74

인생의 3대 악재

인생에는 3대 악재가 있다고 한다. 첫째 너무 젊어서 성공하는 것, 둘째 중년에 배우자를 잃는 것, 셋째 나이 들어 가난해지는 것이다.

젊어서 성공하는 것이 악재란 말은 다소 의외지만 생각해보면 맞는 말이기도 하다. 요즘 인기 정상을 누리는 연예인들 가운데는 10대들도 많다. 무대에 서는 순간은 황홀할지 모르지만 그 무대의 앞은 긴장되고 뒤는 허탈할 터인데, 어린 나이에 그러한 감정의 기복을 잘 극복하는 일도 쉽지 않을 것이다. 그뿐인가. 짧으면 몇 달, 길어도 5년을 넘기 어려운 인기 절정의 시간이 꿈같이 흘러가고 났을 때, 현실감각을 잃지 않고 그 뒤의 삶을 알차게 살아내기란 또 얼마나 어려운 일일까. 연예인 가운데 많은 이가 자기 이름을 내걸고 수익사업에 열중하는 이유가 바로 반짝인기가 끝난 뒤에 대비하기 위해서라고 한다.

부와 권력도 다르지 않다. 이른 나이에 출세해서 너무 일찍 부나 권력의 힘을 맛본 사람들은 마약과도 같은 그 맛을 쉽게 잊지 못한다. 그러한 지위나 능력이 평생 이어진다면 다행이겠지만, 인생에는 기복이 있다. 일찍 고생하다가 성공하는 사람은 실패가 다시 온다 해도 의연히 대처할 수 있으나, 일찍 성공했다가 실패하는 사람은 그 충격과 고독한 감정, 자존심의 상처를 견디기가 더 어려울 것이다.

40~50대 중년에 배우자를 잃는 것은 좀 더 나이 들어 사별하는 것보다 충격이 더 크다고 한다. 정서적 충격은 물론이거니와 한창 안정을 필요로 하는 생활조건들이 동시에 충격을 받기 때문이다. 이 나이는 자녀교육이나 사회활동이 모두 절정에 이르는 시기로, 가정적 안정이 전제되지 않으면 힘들어질 일이 너무나 많다. 가정의 안정을 떠받치는 두 기둥 가운데 하나가 상실되면 남은 한 사람이 혼자서 버티고 있기가 쉽지 않으니 이보다 더한 악재가 없다.

끝으로 노년의 빈곤 역시 최대의 악재 중 하나라는 말도 맞다. 늙어서 자립능력이 없으면 스스로 구차하고 고생스럽게 되니 악재인 것은 분명하다. 여기서 그치면 그나마 다행이다. 평범한 인간이 한 번 살다 가면서 뒤에 남기는 유일한 흔적이 자손이다. 그런데 늙어서 능력이 없고 가난하면 자식들에게 짐이 된다. 자식들로서는 부모를 잘 봉양하자니 짐이 되고, 모른 척하자니 흉이 된다. 부모로서는 자식들에게 골치 아픈 과제를 안겨주지 않는 것이 뒷받침을 잘해주는 것 못지않게 중요하다. 아직 돈을 벌고 있을 때 자기 앞가림을 위한 경제적 대비는 물론, 늙어서 스스로 건강을 돌보며 등산이나 고궁, 미술관, 도서관을 벗 삼고 오랜 벗들과 자주 교유하며 인생을 즐길 수 있도록 대비하는 지혜가 필요하다.

75

암과 싸워 승리하는 비결

암에 걸린 사람이 모두 그것으로 인해 일찍 죽는 건 아니다. 암으로 대수술을 받고도 오랫동안 열정적으로 살아가거나 무사히 천수를 다하는 사람이 적지 않다. 하지만 아직도 암은 30대 이상 성인의 사망 원인 가운데 1위를 차지하고 있다. 그렇다면 암을 극복하고 이겨낸 사람들에게는 어떤 비결이 있을까. 그들의 투병기에는 몇 가지 분명한 공통점이 있다. 암에 대한 두려움보다는 이길 수 있다는 긍정적 마인드와 의지, 암을 조급히 떼어내려고 조바심내지 않는 여유와 평정심, 그리고 자연식과 영양공급이다.

기죽지 마라, 이길 수 있다

암 진단을 받았을 때 환자들은 맨 먼저 정신적 공황을 겪는다. 초기 반응 단계에서 대다수 환자들은 부정, 불신, 절망 등을 나타내고 심리적으로 불안해져 증세에 대해 잘못된 판단을 하는 경우도 흔히 있다고 한다.

먼저 자신이 암에 걸렸다는 사실이 부정할 수 없는 현실로 인식되면 거기 적응하기까지 1~2주 정도 심한 감정적 동요를 나타낸다. 많은 사람들이 여전히 암을 '곧 죽을 수도 있는 병'으로 인식하고 있다. 그런 까닭에 방금 암이 발견된 환자 중에는 극단의 상상을 하는 사람도 있다. 환자는 죽음에 대한 생각으로 우울과 불안을 겪게 되고, 그 영향으로 불면과 집중력장애, 식욕부진 등 정상적인 일상이 흔들린다.

암을 이긴 사람들도 처음에는 놀라움과 반항, 우울의 과정을 거쳤을 것이다. 그러나 이들 대부분은 곧 자신이 암으로 인해 죽지는 않을 것이라는 자신감과 긍정적 마인드로 정신적 혼란을 벗어나고, 그 자신감을 근거로 향후 대책을 세웠다. '모든 것이 끝장'이라는 생각에 머문 사람은 무기력하게 병의 다음 단계를 기다리지만, 한번 싸워볼 만하다는 자신감을 가진 사람은 적극적으로 투병 계획을 세운다.

〈암에게 절대 기죽지 마라〉는 제목의 책을 쓴 핵의학계 원로 고창순 박사가 내세우는 첫 번째 전제다. '기력, 담력, 체력을 잃지 않아야 한다.' 여기에는 그의 이론적 지식과 임상경험뿐 아니라 치열했던 투병경험이 고스란히 녹아있다. 그는 20대에 대장암 수술을 받았고 50대에는 십이지장암, 서울대병원에서 정년을 맞은 65세에는 간암 진단을 받았다. 내부 장기의 많은 부분을 수술로 떼어내고도 암에게 '기죽지 않고' 정정하게 잘 지내며 저술과 강연 활동을 계속하다가 80세를 넘기고 돌아갔다.

미국 캘리포니아 어느 회사의 중역이던 그렉 앤더슨이란 사람은 1984년 37세에 폐암 말기 진단을 받았다. 의사들은 그에게 한 달밖에 더 살 수 없을 거라고 했다. 앤더슨은 즉시 암을 이겨낸 사람들의 연락처를 찾아내 500명 이상을 직접 만나보았다고 한다. 그리고는 암을 극복한 사람들 대다수가 '암 = 죽음'이라는 등식을 거부하고 암을 이긴다는 믿음을 가졌거나 구체적인 목표의식과 의지를 갖고 있었음을 알아냈다. 그 자신도 그렇게 해서 위기를 넘겼고, '암 극복재단'을 세워 30년이 넘도록 활발한 저술과 강연을 통해 환자들에게 삶의 희망과 의지를 심어주었다.

지피지기는 승리의 필수 조건

〈손자병법〉에는 '지피지기면 백전백승(知彼知己 百戰百勝)'이라는 말이 나온다. 암을 극복하려면 암의 정체를 잘 알아야 하고 자신의 체력에 대한 객관적이고 정확한 판단도 있어야 한다. 적에 대한 두려움은 적을 잘 모른다는 데서 시작된다. 원로 의사이면서 간암 수술을 받은 적이 있는 서울대 명예교수 한만청 박사도 그의 저서에서 '암을 이기려면 암을 공부하라'고 권고했다. 암을 고치는 방사선과 전문의였던 그는 60대이던 1998년에 간에서 종양이 발견되어 14센티미터나 잘라냈다. 그가 본 암을 극복한 사람들은 대부분이 전문가 빰칠 만큼 암과 치유법에 대한 지식이 풍부했다고 한다. 사실 투병하는 사람 입장에서는 거의 필사적으로 그것을 연구하기 때문에 자신의 지적 능력을 총동원해서 필요한 지식을 찾아내고 정보를 수집한다. 그 때문에 의사들도 미처 알지 못하는 동서고금의 의약 정보들을 두루 섭렵하는 경우를 얼마든지 볼 수 있다.

승산이 없다면 달래기 전법으로

〈손자병법〉을 살펴보면, 적과 아군의 전력에 따라 어떤 전술을 택할 것이냐에 대한 다양한 계책들이 나온다. 나보다 강한 적을 상대할 때와 약한 적을 상대할 때, 그리고 우열을 가리기 힘든 상대와 싸울 때 전략은 달라진다. 만일 나의 체력에 비해 적(암)의 세력이 보잘것없다면 과감히 종양을 절제하거나 방사선 등으로 직접 공략하는 정공법을 택해도 별 무리가 없을 것이다. 하지만 적이 나보다 강하다면 전면전은 적에게 입히는 타격 못지 않게 나 자신에게도 치명적 손상을 가져올 수 있다. 내 전력이 약할 때 취할 첫 번째 방도는 일단 시간을 버는 것이다. 더 이상의 침해가 없도록 암을 달래면서 적의 허점을 찾고 자신의 체력을 보강해 장기적으로 적을 무력화시키는 전술을 택한다면 언젠가는 이길 수 있는 기회를 얻게 된다.

환자가 어떤 병과 싸울 때 사용하는 의약품은 대체로 나를 돕고 적을 물리치는 지원군의 성격을 띠지만, 항암치료제에 관한 한 아직 완전한 치료법이 없다. 어떤 전문가는 임진왜란 때 지원 나온 명나라 군사들의 횡포에 비유하기도 한다. 한만청 박사는 저서 〈암과 싸우지 말고 친구가 돼라〉에서 당장 암을 견딜 수만 있다면 무리한 전면전보다는 천천히 달래 내보낼 전략을 택하라고 권고한다. 암을 발생시킨 환경과 습관을 정리하고 맑은 공기와 신선한 음식을 확보할 수 있다면 조건은 비교적 환자에게 유리해진다.

자신을 돌아보라

막 암에 걸린 사람들은 암에 대한 두려움으로 마음이 약해져서 중심을 잃기 쉽다. 의사의 표정 하나에 따라, 병세를 나타내는 여러 수치의 변화에 따라 천국과 지옥을 오가는 기분에 휩싸여 치료를 그르칠 수 있다. 죽을지도 모른다는 극단적 상상부터 시작해, 걱정하기로 들면 얼마나 걱정할 일이 많은가. 이럴 때 마음을 비우고 자신의 삶을 돌아보라고 암을 극복한 사람들은 말한다. 지난 일을 돌아보며 남을 용서하고 용서를 구할 때 쏟아지는 눈물은 마음을 정화한다. 그 가운데서 새로운 힘을 얻었다는 사람들도 많다.

76

가정은 행복의 디딤돌

인생을 몇 단락으로 구분해본다면, 대부분의 사람들에겐 젊을 때 결혼해서 부부 중심의 가정을 이루고 사는 기간이 가장 중요한 한가운데 단락쯤 될 것이다. 결혼하기 전까지를 제1막이라고 한다면 결혼생활을 하는 시기는 제2막이다.

1막은 태어나면서부터 청년기까지 20~30년으로 그 시작과 끝을 예측할 수 있지만, 2막의 기간은 언제까지 어떻게 이어질지 아무도 모른다. 어느 한쪽이 먼저 죽을 수도 있고, 언젠가는 파경으로 끝나게 될 수도 있다. 요즘 이혼율의 증가 추세로 보면, 보통사람의 인생 2막은 예상하기가 어렵다.

2막에서의 중심은 역시 부부다. 화목하든 매일 다투며 살든, 부자로 살든 가난하게 살든, 동거를 하든 기러기나 주말부부로 살든, 대다수 가정에서 부부는 생활의 중심이 된다. 만일 어느 한쪽이 먼저 떠나거나 뜻하지 않게 갈라서야 하는 경우 일생일대의 충격과 스트레스를 받는다.

생각해보면 나 하나를 세상의 전부, 최소한 절반이라고 믿고 동반자가 된 배우자는 내게 가장 소중하면서도 고마운 존재고, 미안한 존재이기도 하다. 그가 행복하다면 다행이지만 행복을 느끼지 못한다면 최소한 절반의 책임은 나에게 있는 것이다. 그렇다면 상대를 위해서 최선을 다하는 게 옳다. 상대가 행복하면 나 자신도 행복하게 되어있다.

인생 2막을 행복하게 살기 위해 전제되어야 하는 것이 행복한 부부관계다. 행복한 부부생활을 위해서는 해야 할 일과 하지 말아야 할 일이 있다.

첫째로 남자는 무단 외박하지 말고, 어떤 경우에도 아내나 자식들에게 폭력, 폭언을 행하지 말아야 한다. 지나치게 고지식한 말로 아내를 강압하지 말아야 한다. 여자는 남편을 무시하거나 의심하거나 헐뜯고 비판하지 말아야 한다. 남편은 아내를 사랑으로 보살펴야 하고, 아내는 남편에 대한 존중심을 잃지 말아야 한다. 부부는 언어를 통한 정신적 대화는 물론 육체 언어인 성생활도 꾸준히 유지하도록 노력해야 한다.

제2막의 인생을 즐겁게 살기 위해서는 건강도 필수 조건이다. 몸이 건강하지 못해 자주 병치레를 하거나 중병으로 눕기라도 하면 가족과 주변 사람들에게 피해를 준다. 특히 배우자와 자식들이 누구보다 큰 피해를 입는다. 온 가족이 병수발로 시간을 뺏기고 가계의 수입이 줄어드는 것으로도 모자라 막대한 치료비용까지 감당해야 한다. 노후에 자녀에게 의존하겠다는 생각을 갖지 말고 스스로 저축해서 대비하되, 재산을 쌓아두기만 하기보다는 부부 중심으로 즐기며 사는 게 좋다. 하고 싶은 일에 도전하거나 여행과 취미생활도 최대한 즐길 줄 알아야 한다. 인생은 단 한 번뿐이다.

77

행복하게 사는 기술

사람은 누구나 행복하게 살기를 원하며, 행복해질 권리가 있다. 그러나 실제로 자신이 행복하다고 생각하며 사는 사람이 얼마나 될까. 오히려 불행하다는 생각에 원망스러운 감정을 감추고 사는 사람도 적지 않을 것이다.

그럼에도 늘 웃으며 사는 사람들은 대체 무엇으로 행복해지는 것일까. 다음은 유태종 박사가 메모 형식으로 정리해준 '행복의 요소'들이다. 한 세기를 사시면서 직접 깨닫고 경험한 삶의 지혜를 모은 잠언이라 할 수 있다. 이 중에는 너무 뻔한 말이거나 주관적 생각에 불과한 것들도 있을지 모른다. 하지만 묵직한 삶의 경륜이 배어있는 소중한 조언이니 새겨들을 필요가 있다.

- 웃는 사람이 행복하다. 행복해서 웃지만, 웃기 때문에 행복해지기도 한다.
- 감사하라. 시련이 와도 감사하라. 그것을 넘어설 때 보상이 있다.
- 용서하고 사랑하라. 남을 용서하는 것은 곧 나를 용서하는 것이다.
- 남을 위한 사람이 되라. 자기이익만 추구해서는 결코 행복해지지 못한다.

• 헛된 욕심을 버려라. 무리하고 부당하게 취한 이익은 화근이 될 것이다.
• 인간관계를 소중히 하라. 모든 인연은 다 소중하다.
• 자기 인생의 주인이 돼라. 자기 인생의 드라마에 스스로 주인공이 되고 연출가가 되어 그 책임을 다해야 한다. 스스로 그린 만큼 자기 인생이 된다.
• 건강을 돌보라. 몸이 건강해야 삶도 운수도 건강해진다.
• 자신의 행운을 믿어라. 하늘도 스스로 돕는 자를 돕는다.
• 지혜를 구하며 자신의 장점을 찾아 개발하라. 못하는 게 없는 사람보다는 한두 가지라도 확실히 잘하는 사람이 성공 가능성이 높다.
• 실패를 부끄러워 말고 실패에서 배워라.
• 여유가 있으면 베풀어라. 샘물은 퍼낼수록 맑은 물이 솟아난다.
• 부모를 공경하라. 자식이 본받는다.
• 눈앞의 문제에 집착하지 말라. 한발 물러서서 보면 답이 보일 수도 있다.
• 끊임없이 자신을 계발하라. 발전을 멈추면 기쁨도 멈춘다.
• 남의 말을 좋게 하라. 좋은 말을 골라 하면 삶이 윤택해진다.
• 가슴을 펴고 당당하게 살아라. 병든 닭처럼 비실대지 마라.
• 불평하지 말라. 불평은 불편과 불운을 끌고 다닌다.
• 남에게 환영받는 사람이 되어라. 외면받는 사람은 되지 마라.
• 좋은 취미를 찾아내 즐겨라. 삶이 풍요로워진다.
• 좋은 친구를 사귀어라. 친구는 서로 의지하는 기둥과도 같다.
• 남의 잘못은 한 눈을 감고 봐라. 잘한 것을 찾을 때는 두 눈을 크게 떠라.
• 가정은 행복의 샘이다. 가정이 화목하면 만사가 잘 풀린다.
• 문제가 생긴 뒤에 애쓰지 마라. 평소부터 겸손히 대비해야 한다.
• 기회가 되는대로 여행을 즐겨라.

99세까지 팔팔하게

9988 건강습관

글 | 정해용

편집 | 이희진 김민주 홍다예
디자인 | 한송이
마케팅 | 장기봉 이진목 서정윤

인쇄 | 금강인쇄

초판 1쇄 | 2023년 10월 25일
초판 3쇄 | 2024년 2월 15일

펴낸이 | 이진희
펴낸곳 | (주)리스컴

주소 | 서울시 강남구 테헤란로87길 22, 7151호
전화번호 | 대표번호 02-540-5192
편집부 02-544-5194
FAX | 0504-479-4222
등록번호 | 제2-3348

ISBN 979-11-5616-317-6 13510
책값은 뒤표지에 있습니다.